乳腺高频问题速查手册

——乳房的"九九八十一难"

殷玉莲　王　冰　仲芫沅　编著

U0395928

上海科学普及出版社

图书在版编目（CIP）数据

乳腺高频问题速查手册：乳房的"九九八十一
难"/殷玉莲，王冰，仲芫沅编著.--上海：上海科
学普及出版社，2024.4

ISBN 978-7-5427-8657-9

Ⅰ.①乳…　Ⅱ.①殷…②王…③仲…　Ⅲ.①
乳房疾病－诊疗－手册　Ⅳ.①R665.8-62

中国国家版本馆CIP数据核字(2024)第054757号

责任编辑　林晓峰
特约编辑　李　洁　冯晓瑜

乳腺高频问题速查手册
——乳房的"九九八十一难"

殷玉莲　王　冰　仲芫沅　**编著**
上海科学普及出版社出版发行
（上海中山北路832号　邮政编码200070）
http://www.pspsh.com

各地新华书店经销　上海一众印务中心有限公司印刷
开本850×1168　1/32　印张3.875　字数80 000
2024年4月第1版　2024年4月第1次印刷

ISBN 978-7-5427-8657-9　定价：31.00元

本书编委名单

殷玉莲　　王　冰　　仲芫沅

沈梦菲　　程一凡　　刘珂欣

赵晓怡　　仇闻群　　范奕伟

褚婷婷　　袁丹仪　　屠思远

审稿专家

叶媚娜　　程亦勤

目录 Contents

一、妊娠期和哺乳期乳腺病

1. 孕期乳房可能会发生的变化有哪些?

自准妈妈们受孕开始,最先坐不住的就是体内的一系列激素。随着身体内雌激素和孕激素的增加,下丘脑和垂体也接收到了这份新生命的信息,开始调兵遣将,带动着体内的生长激素、催乳素、胰岛素、甲状腺素等多种激素都开始升高,乳房周围的各个"部门"也都收到了怀孕的信号,开始为 10 个月后的宝宝能够顺利地吸吮到充足的乳汁而做起了十分重要的准备工作。那此后乳房会有哪些变化呢?

第一是怀孕初期乳房胀痛。此时乳房会敏锐地感受到身体的变化而有疼痛或者发紧的感觉,类似于月经来潮前的乳房胀痛感。随着怀孕周数的增加,疼痛感也会逐渐明显起来,这是因为孕妇体内的激素水平变化。不过不必担心,乳房疼痛的症状并不会一直存在,大约在 3 个月后就会改善。

第二是乳房逐渐增大,罩杯升级。这是因为受孕后乳房收到了来自孕激素、雌激素的指令之后,构成完整乳腺组织中最为重要的腺泡、腺管组织会同时增生发育,血管开始扩张以增加向乳房输送的营养,脂肪组织也开始向乳房聚集,这一系列连锁反应导致整个乳房都在慢慢地变大,最终随着怀孕时间的增加,孕妇会明显感觉到乳房的变大,一直到怀孕中期甚至是后期才会停止，这时候的乳房会比原来的增大1~2个罩杯，尤其是第一次怀孕的新手妈妈，乳房增大得会更加明显。而在乳房增大的同时，也会伴随有轻微的瘙痒，皮肤下的血管也会变得明显，有的甚至还会有妊娠纹。

第三是乳晕变黑、乳晕部长出"小疙瘩"。除了乳房的改变，另一处比较明显的变化，就是乳头乳晕也会在激素的刺激下变大、变硬，还会因为色素沉淀而伴有颜色的变深，以及乳晕周围一圈长出了很多小疙瘩。不少准妈妈会为此感到担心。其实孕期的乳头乳晕变得黑黑的，是为了产后能够顺利哺乳做准备的。刚出生的宝宝视力还没有发育完全，看这个世界还没有那么清晰，而变大变深的乳头和乳晕更加有利于宝宝找到它们准确的位置。这些小疙瘩其实叫做蒙哥马利腺体，也叫蒙氏结节，是非常重要的乳晕腺体，准妈妈们不必过于担心，并且一般在哺乳期过后这些小疙瘩都会慢慢褪去，变回原来的样子。

第四是孕期初乳的出现。在怀孕中期开始，就会有少部分准妈妈发现，能够从乳头孔中挤出少量乳汁。这也是正常现象，因为乳腺内腺泡细胞的发育是有先后的，早早做好准备的腺泡细胞已经具备了生产乳汁的功能，这时候如果有心急的妈妈轻挤了乳房，就会看到少量乳汁溢出来。到了怀孕后期，这一现象更多见。孕妈妈们只需要准备好舒适的内衣，并在内衣内放置一块棉垫即可，日常以温水轻轻地做好乳房及乳头的清洁工作就可以啦。

以上这些变化基本会发生在每一个准妈妈身上，但也会因为个体差异而稍有不同，程度也不尽相同。如果在变化的过程中让孕妈妈感受到过度的疼痛、肿块、溢乳等不适症状，就要及时到医院寻求医生的帮助，这样才能更安全健康地度过这个时期。

2. 孕期乳晕周围长小肉疙瘩要紧吗？

很多准妈妈们在孕期乳房会发生一系列的变化，其中一项就是在乳晕周围一圈可能会出现深色或白色的小凸起，不痛不痒但是高出皮肤，就像一个个小肉疙瘩，不太美观。因此很多人会担心这会是一种疾病的表现吗？其实，这种小疙瘩是一种正常的生理现象，是由乳头周围的腺体肥大后形成的特殊结构——蒙哥马利腺体（蒙氏结节）。

千万不要因为它们小，就忽略了它们的作用。在整个妊娠以及哺乳期间，蒙氏结节都有它独特且复杂的工作。在乳头周围的蒙哥马利腺体，大多是由汗腺、皮脂腺以及退化的微小乳腺组成，能够分泌多种物质。其中最主要的就是一种叫做脂肪酸的物质。脂肪酸在乳头表面可以起到保护乳头和乳房，隔离细菌的作用。同时还有一个很重要的作用就是帮助保持乳头和乳晕的湿度，防止它们干燥，从而减少过度摩擦和损伤。因此，这个腺体对于新生儿和妈妈的健康十分重要，可以减少乳头不必要的损伤，还可以帮助婴儿预防感染等问题。除了脂肪酸，蒙哥马利腺体还会分泌其他物质，例如蛋白质、糖类等。这些物质也能起保护和滋润乳头、乳晕的作用。并且由蒙哥马利腺体分泌的物质带有特殊的气味，这对于刚刚认识世界的宝宝来说就好像灯塔一样，可以让宝宝更准确地找到并记住妈妈的乳汁，能够增进母子之间的情感交流。此外，蒙哥马利腺体还有一些未被发现的功能，需要进一步的研究来揭示。

当然，这个腺体也是可能发生疾病的，例如乳晕腺炎、乳腺囊肿甚至是皮下窦道等。发生这种情况时，往往就伴随着乳晕局部的红肿、疼痛、明显异样的溢液或是异味等。这可能与妈妈们日常对于乳房的清洁不到位，或是不慎损伤却没有在意，又或是小宝宝口腔内的细菌及哺乳时的坏习惯有关。孕妈妈们应该及时到就近医院的乳腺科就诊，进行相关的诊疗措施，并且观察好此时乳汁的情况，如有异常则应当在医生的建议下决定是否停止哺乳，进行治疗。

总的来说，蒙哥马利腺体在乳房的健康和母乳喂养中扮演着十分重要的角色。妈妈们应该正视它的存在，更要保护好它的清洁与健康，因为这样才能更好地保障自己和宝宝的健康。

3. 孕期乳房胀痛如何缓解？

在怀孕期间，由于乳房受到体内雌、孕激素水平的变化，导致乳腺导管和腺泡细胞不断地增生发育，引起乳房胀痛不适，这是正常的现象，一般不需要特殊处理。部分孕妈妈也会出现胀痛特别严重难以忍受的情况，又或者是受到原有乳腺疾病的影响导致疼痛加重的情况，这就会给孕妈妈带来很大的痛苦，需要一些改善方法帮助缓解乳房的胀痛。下面就为大家列举一些有效的缓解方法，可供参考。

首先，孕妇们都该选择舒适、合适的内衣。为了减轻乳房的胀痛，更应该要注意穿戴材质好、可起到支撑作用的内衣。建议选择质地柔软、乳头附近没有缝线的内衣。同时，要注意布料的选择，一般棉质材料更舒服，且透气性也会更好。另外尽量不要穿有硬钢托的文胸，可试试哺乳文胸。此外，由于孕期乳房的大小也会改变，会比原先增长 1~2 个罩杯，因此及时更换内衣，选择合适大小的内衣也很重要。

其次，乳房胀痛时尝试按摩乳房，也可有效缓解乳房胀痛。在分娩哺乳前经常按摩乳房，不仅可以缓解胀痛，还有助于促进母乳分泌得更顺畅，而且按摩还可让乳头的抵抗力增强，可预防乳头皲裂等问题的出现。但要注意按摩的手法和力度。

再次，日常还需注意做好乳房及乳头的清洁与护理工作。平时一定要让乳房、乳头、乳晕等部位保持清洁，尤其是出现溢乳现象的孕妈妈，要及时将乳头擦拭干净，这样有助于防止乳管被分泌物阻塞，从而减轻乳房胀痛现象。

除此之外，湿敷也可缓解乳房胀痛的现象，包括冷敷与热敷。冷敷可缓解乳房的肿胀感，对于胀痛严重还伴有乳房肤温偏高的情况尤为显效。而更多的时候可以选择局部热敷，热敷时可选择干净的毛巾浸泡热水后稍拧干，然后敷于乳房处，也可用热水袋进行热敷，通过热敷可以促进乳房的血液循环，减少胀痛感，同时还可以防止乳房结硬块，让乳腺畅通，有利于产后乳汁的分泌。

需要注意的是，按摩与热敷并不适用于每一位准妈妈，最正确的方法是在专业的医生或者是母婴专家的指导下，采用正确的按摩手法、冷热湿敷的选择，若是盲目尝试可能反而会加重症状。当然，饮食上也需要注意，建议大家食物要选择清淡、好消化、易吸收的，如鸡蛋羹、虾仁粥等，尽量避免吃刺激、油腻的食物，如辣椒、炸鸡等，以免加重不适。

4. 孕期如何做好乳头护理？

产后哺乳期乳腺炎是许多妈妈的噩梦，也是影响许多准妈妈恐惧哺乳的一大原因。那么，如何预防哺乳期乳腺炎呢？很多人可能会认为应当在哺乳期做好各种准备，其实在孕期做好乳头的健康护理，才是未雨绸缪的关键步骤。下面就来介绍几种常用的孕期乳头护理方法。

首先，如同保护乳房一样，选对内衣非常关键。孕期由于乳头增大变硬，会增加与衣物的摩擦造成瘙痒疼痛，或是文胸紧贴乳头，使乳头长期受压导致乳头平坦或凹陷，甚至在穿着劣质内衣时，不断摩擦导致衣物纤维掉落，使纤维搓成茧丝状勒割乳头，导致乳头皲裂破损影响哺乳。

其次，注意清洁乳头。在怀孕 5 个月后，乳头便可能经常会有分泌物在乳头乳晕处溢出，此时应经常用清水擦洗乳头。如果发现分泌物堆积过久，乳头处已经结痂难以清除时，可先涂上植物油，待结痂软化后再用清水清洗，擦洗干净后还可以适当涂上润肤油做进一步的保护，以防皲裂。不建议使用香皂清洁乳头，前面已经提过孕期乳晕上的蒙哥马利腺体会分泌保护乳头的分泌物，如果总是用香皂类的清洁物品，从乳头乳晕上洗去这些分泌物，对妇女的乳房保健是不利的。

此外，乳头按摩需要注意的是由于刺激乳头可能会引起宫缩，因此一般在怀孕 9 个月以后进行按摩会比较安全。通过按摩的手法可以使乳腺管畅通，更加有利于乳汁分泌及排出。另外，刺激乳头和乳晕，还可使乳头的皮肤变得强韧，将来宝宝也比较容易吸吮。孕妈妈可以用手掌侧面轻按乳房，露出乳头，用两三个手指捏住乳头并轻捻乳头，手指可蘸取一定的乳液，滋润乳头皮肤，避免哺乳时乳头容易皲裂。但要注意力度不可过大、频率不可过高，避免刺激过度引起宫缩。

有些孕妈妈的乳头先天过短或者凹陷，这些都不利于日后给宝宝哺乳，因此应该在怀孕 28 周开始，采用适当的方式对乳头进行矫正。具体方法如下：可先用温水洗净湿敷乳头，再用手指向外慢慢牵拉，同时捻转乳头。每日 1~2 次，每次 5 分钟。对于凹陷型乳头，可将两拇指平行置于其凹陷的乳头两侧，连同乳晕皮肤和皮下组织向外以及两侧相反方向牵拉，以暴露乳头，同法向上下两端进行牵拉，每天 1 次，每次至少牵拉纠正 5 分钟。

正确地施行孕期乳头护理可以有机会改善产后乳头凹陷、皲裂，降低乳汁淤积和乳腺炎的发生概率。

5. 孕期内衣怎么选择？

前面我们已经反复提及，不论从保护乳头乳房何种角度考虑，孕妈妈们都应该选择舒适、合适的内衣，穿戴质地好，可起到支撑作用的内衣对整个孕期过程中乳房的变化是有益的。在内衣的选择上建议选择质地柔软、乳头附近没有缝线的内衣，面料上建议选择轻薄、吸汗、透气的纯棉质地为佳。由于孕期乳房在大小上的变化最为明显，因此根据不同阶段乳房的大小及时更换内衣就变得尤为重要。

在怀孕前 3 个月，一般乳房外形变化并不明显，此时还可以继续穿之前的内衣，但是尽量挑选舒适的面料。怀孕 3~4 个月，大部分孕妈妈乳房已开始变大，除了些许疼痛，偶而还会摸到肿块，这是乳腺发育以及体内激素分泌增加的缘故，此时建议可以选择穿着稍微宽松的内衣。

怀孕中期，体重已经增加 5~6 kg。不仅肚子有明显突起，胸部也会明显变大许多，原本的内衣大多已经不太适合，要开始穿戴较大的孕妇专用内衣。另外，此时期乳房内可能开始生成乳汁，所以乳头会分泌少量白色乳汁。有乳汁溢出者，可于胸罩内垫个棉垫，这能帮助吸多余分泌物及乳汁，保持乳头乳晕部的舒爽，并于洗澡时以温水轻轻地清洗乳头。

由于乳房的增大大多集中在中期，因而在怀孕后期基本变化不大，但是中期已经发育完全的乳房重量会增加 1~3 倍，后期泌乳也会更为常见，因此一定要穿戴可以承重、透气又舒适的全罩式胸罩。在内衣的设计上也要注意，尽量选择方便穿脱、易于清洗的类型，最好是前搭扣式，便于准妈妈勤洗勤换胸罩。

其实对于内衣的挑选，也可以记住以下要领：及时根据乳房大小更新内衣的尺寸；款式上尽量选择全罩杯或者 3/4 罩杯的，要能完全包住乳房、不挤压乳头；并能有效支撑乳房底部及侧边的胸罩。亦可考虑前搭扣式的胸罩，有利于产后哺乳时并用；材质要舒适为主，吸汗、透气的棉质是胸罩的最好材料；每个阶段准备至少 2 套内衣方便更换。

6. 产后如何顺利进行母乳喂养？

第一，尽早开奶，多吸吮。大多数情况下，宝宝出生后的半小时至 1 小时之间就可以喂奶了，乳汁的产生是由神经和激素调节控制的，宝宝的吸吮能够使乳头神经末梢受到刺激，通知大脑快速分泌一种叫做催乳素的激素，乳房内的乳腺腺泡细胞接收到激素传递来的信号之后就会开始大量分泌乳汁，此时让宝宝多接触乳房并勤做吸吮动作，可以很好地刺激乳汁分泌。同时，在新产后对乳头的刺激不但可以加强宫缩减少出血，还能让宝宝尽快喝上宝贵的初乳，提高宝宝的抵抗力。

第二，若是宝宝自主吸吮遇到困难，就可以尝试一下湿敷加按摩的助力了。先用50～70℃的热毛巾热敷乳房5～10分钟，借由润肤乳或是植物油，避开乳头，四指并拢以指腹环形围绕乳房按摩5～10圈，再张开五指成爪形，从乳房基底部向乳头纵向疏通约1分钟。然后用手掌的大鱼际在乳房四周环形按摩3～5圈，最后将拇指与示指面对面成"U"形，置于乳晕部轻轻下压后挤压乳晕部分，注意不是单纯挤压乳头而是整个乳晕，并稍向上提拉。

第三，正确哺乳也很重要。喂奶时的姿势应该是宝宝的头与身体要成一直线，让宝宝整个含住乳头乳晕，此时妈妈的手可以四指并拢与大拇指呈"C"字形，四个手指放在乳房基底部稍加托底，大拇指放在乳房的上面，稍作挤压帮助宝宝吸吮到第一口乳汁。新生儿喂奶的频率为2～3小时喂1次，每次100～120 mL，平均每日喂养8～10次。主张勤吸勤喂，按需喂养，双乳轮替，排空为佳。随着孩子月龄的增长可适当延长每次哺乳的间隔时间。

第四，同时还需要注意的是，产妇妈妈们在产后一定要注意多补充营养，如果休息不好或者营养不足容易引起奶水不足。通经下奶类食物有助于奶水分泌，产后可以多食用一些富含蛋白质的食物，如瘦肉、蛋、鱼虾类，奶水不足的新手妈妈也可以适量喝一些通经下奶的汤，如猪蹄汤、鲫鱼汤等，有助于奶水分泌。饮食上宜多元化，营养均衡，多吃新鲜水果、蔬菜，充足的营养才有助于乳腺分泌乳汁。但需要注意的是，产后初期的产奶量为600～800 mL，但由于个体存在差异，没有绝对的标准值，一开始奶量较少也很正常。此时宝宝的胃容量也小，不需要过多的乳汁，切忌着急进补下奶汤，否则很容易导致乳腺管堵塞,乳房胀痛甚至红肿发炎。

第五,更重要的事就是保障产妇妈妈有足够多的休息并且保持情绪的稳定。新产后母体元气大伤,哺乳期间多休息、保证充足的睡眠有助于身体功能的恢复。很多产妇因为初为人母,经常为了宝宝大喜或是大忧,这样情绪的剧烈变动也是需要克制的,尽量保证平稳而愉悦的心情才是最好的。

7. 月子里应该怎样母乳喂养?

坐月子,也称产褥恢复期,是指为了让产妇妈妈们在生产完后尽量安全地休养生息以及顺利哺乳,而用 1 个月的时间进行休养。在中国,坐月子可以追溯至西汉《礼记内则》,称之为"月内",距今已有两千多年的历史。尽管从古传承的"坐月子"有很多陋习禁忌被批判不具有科学依据,但是现今去其糟粕、取其精华的科学"坐月子",是能够有效地协助产妇顺利渡过人生生理和心理转折的关键时期,也是增进母子情感、初步培养哺乳习惯的关键时期。

坐月子期间,可以通过尽早母乳喂养、保证营养全面的饮食、保证充足的睡眠以及保持良好的情绪等方法确保顺利哺乳。

(1)母乳喂养越早越好:产妇在月子期间要保证母乳喂养,而且是纯母乳喂养。如果经常让孩子吸吮刺激乳头,可以诱发催产素的释放,从而促进乳腺分泌乳汁。新生儿期只要母亲感到奶胀或宝宝饥饿哭吵即可喂乳,新生儿在刚开始时,吃奶可能很不规则,次数要多些,但经过 1~2 周后,就会渐渐地形成一定的规律,随着宝宝的胃容量逐渐增大,喂奶间隔时间逐渐规律,一般间隔 2~4 小时,此时我们就可以开始按需喂养。

宝宝胃容量大小

年龄	1~2天	3~6天	7天	满月	6个月至1岁
胃容量（mL）	7~13（相当于1颗樱桃体积）	30~60（相当于1颗核桃体积）	45~60（相当于1颗杏子体积）	80~150（相当于1个鸡蛋体积）	90~480（相当于1个西柚体积）

（2）保证合理饮食：产妇应多进食肉、蛋、奶等，可以补充优质蛋白质，还需要注意及时补充水分，有利于分泌乳汁。食物帮助快速产奶的主要原理，是由于乳汁中主要成分为水分，其次为蛋白质、脂肪、糖类等，其中蛋白质作为母乳中的主要营养成分，来源主要为饮食摄入。还要多吃一些新鲜的绿叶蔬菜，预防便秘，母乳喂养所需要的铁、钙也要适当补充，新生儿所需要的钙和铁均来源于母乳。也正因此，产妇妈妈们每日所需的营养均衡的食物搭配尤为重要。

（3）保证充分睡眠：身体里各个器官，尤其是大脑，能感受到有规律的信号波动，对促进母乳分泌比较好。

（4）保持良好情绪：产妇容易有心理问题，要能够坦诚接受，不要被外界所干扰，良好的情绪也能够促进乳汁分泌。

还有，在产妇坐月子期间，要保证居住环境安静、舒适，室内要勤通风，以保证空气清新，保持一定的阳光照射。产后要保证充分的休息，以免产妇出现焦虑、疲倦、精神抑郁等情况，影响乳汁分泌。

此外，产妇妈妈们也要注意，"坐月子"本意不在强调"坐"。现在强调科学坐月子，不要一直躺着不动。一直卧床休息会增加静脉血栓形成的概率。无论是剖宫产还是顺产，产后一定要适当地活动，才有利于子宫的恢复。另外，室内温度不要过高，适时增减衣物，多喝一些温水，不要营养过剩。

月子里约有超过 2/3 的妈妈会有乳房胀痛感，疼痛感中度以上，中等程度一般是指触碰乳房的感觉如同鼻尖。乳房有不适感，但乳汁能正常流出。如果触感如额头，皮肤发亮，就是严重程度了。妈妈会感觉疼痛加剧，乳汁流出不畅，还会影响以后的产奶量和妈妈哺乳的意愿。此时，为了缓解胀痛要让乳汁排出速度大于乳汁产生速度，具体说来就是让宝宝正确含接、有效吸吮、吸软一侧乳房再吸另一侧等方法，帮助乳汁排出。宝宝频繁有效的吸吮是最有效的排出乳汁的措施，同时妈妈也要有耐心，给宝宝时间，相信宝宝也在努力地帮助妈妈缓解疼痛。肿胀的乳房组织是很脆弱的，任何干预措施都应是轻柔的，长时间粗暴地按摩乳房很有可能导致乳房受到伤害，损伤乳腺管，甚至发生急性乳腺炎等。如果发展成急性乳腺炎，就要及时寻求医生的帮助。

8. 职场妈妈返岗后如何坚持母乳喂养？

在现今社会中，女性在社会职场中的地位越来越重要，这也就导致了哺乳期的妈妈们不得不面临着返岗的问题。而经过大多数的社会调查也发现，返岗是中断母乳喂养的最大因素。那么，妈妈们在返岗后该如何做才能更好地坚持母乳喂养呢？下面就提出了几点小小的建议：

（1）在上班的前几天，妈妈应根据上班后的作息时间，调整和安排好婴儿的哺乳时间。不足 6 个月的婴儿只吃乳品，妈妈可在上班前和下班后用母乳喂养，如果母亲能在午休时间回家喂养更佳。

（2）在上班前 1~2 周，由家人给婴儿试着使用奶瓶喂养，开始的次数少些，每周 1～2 次，让其慢慢适应奶瓶喂养，要合理安排喂奶和吸奶时间。6 个月以上的婴儿需要添加辅食了，应尽量把辅食的时间安排在妈妈上班的时间。母亲在上班出门前给婴儿喂一次奶或将奶吸出来后由家人喂养，不要在母亲回家前半小时给婴儿喂奶。

（3）上班前 1 周可以用手或吸奶器将乳汁挤至消毒过的容器内并冷藏，保存时间为 24 小时，或者是冷冻在 −18℃的冰箱内，保存期为 6 个月。注意冷冻室内不能存放其他的物品，解冻后可以保存 24 小时，取出后快速温热至 38～39℃，切记不可以重复加热。

（4）乳汁较多的母亲上班时，可以在工作休息及午餐时间将乳汁挤出，但不要在洗手间吸奶，这样既不方便又不卫生。收集母乳后应放在保温杯中保存，里面用保鲜袋放上冰块，如果工作单位有冰箱，可以暂时保存在冷藏或冷冻室中。母亲吸奶的时间尽量固定，建议在工作时间每 3 小时吸奶 1 次，每天可在同一时间吸奶，这样到了特定的时间就会有乳汁分泌。下班后运送母乳的过程中仍需以冰块覆盖，以保持低温，回家后立即放入冰箱中储存，所有储存的母乳要注明吸出的时间，每次便于取出。

（5）喂食前冷冻母乳先以冷水退冰，再以不超过 50℃的热水隔水温热，冷藏的母乳也应以不超过 50℃的热水隔水加热，不要使用微波炉，因为微波炉加热不均匀可能会烫着婴儿。冷冻母乳直接在火上加热煮沸，会破坏其营养成分，因此最好的办法是用奶瓶隔水慢慢加入温水，将奶瓶摇匀后，滴几滴母乳在手腕内侧以测试温度，合适的奶温应和体温相当。但冷冻后退冰的母乳不可以再冷冻，只可冷藏。冷藏的母乳一旦加温后，即使未喂食也不可以再冷藏，需丢弃。

（6）上班后由于工作压力及婴儿吸吮母乳次数的减少，有的母亲乳汁分泌会减少，所以应想办法保持充足的乳汁分泌，工作休息时间将乳汁挤出，以利于乳汁的持续分泌。多食汤水及催乳食物，保持愉悦的心情，可以帮助乳汁分泌。

9. 母乳喂养时长的推荐？

母乳含有丰富的营养元素，能够保证婴儿的健康生长发育，是所有新生宝宝的首选食品。世界卫生组织（WHO）建议：婴儿出生后6个月内纯母乳喂养是最佳的婴儿喂养方式，不需添加任何辅食，婴儿6个月以后就可以适当开始添加辅食，但母乳仍然是重要的膳食构成。WHO的专家也建议，就算当宝宝添加辅食后，母乳可喂养持续到2岁或更长时间，无论如何母乳喂养至少应持续12个月，或根据母婴双方的共同意愿来决定。

在国内外，有不少研究发现，母乳喂养时间较长与宝宝出生后第一年内因感染而住院的风险降低有关。并且有相关人员作出了模型推测，母乳每多喂养1个月，显示住院率就会降低4%。此外，母乳喂养10~12个月和13个月可减少生命最初2~3年的住院率。更有国外的研究显示，在出生后的1年时间内，越长时间的母乳喂养对宝宝的健康来说越是有益，特别是在预防传染病这方面，如急性中耳炎、其他上呼吸道和下呼吸道感染以及胃肠道感染等。

根据大量的社会调查显示，导致我国女性中断母乳喂养的主要原因，包括工作返岗、乳腺疾病、其他母婴疾病、精神因素等，而其中最常见的就是因为返岗工作。返岗后陡增的工作压力、职场焦虑、与宝宝减少了接触以及挤乳储存的诸多不便让很多职场妈妈在产假结束、重返工作岗位后不得不放弃母乳喂养。这时候就需要妈妈们适应改变，而得到家人的支持也是非常重要的，男士不能忽略做爸爸的角色，此时更应该在身体和心理上兼顾妈妈的感受，减轻妈妈的压力。当然，对于确实有困难，继续哺乳将影响到妈妈健康的，就应该果断以母亲健康优先，及时断乳。

总的来说，建议宝妈们在宝宝出生后前 6 个月进行纯母乳喂养，6 个月后开始添加辅食，而母乳喂养应尽量持续至产后 1 年时间，有条件的妈妈可以继续哺乳至第二年。但更要注意量力而行，关注妈妈们的身心健康，最为重要。

10. 不进行母乳喂养对宝宝有影响吗？

母乳是自然界进化过程中诞生的神圣产物，它富含大量的营养物质，能够满足 0~6 个月婴儿快速生长发育的需要。同时母乳中的生物活性成分能够对婴儿起到保护作用，帮助婴儿建立良好的肠道微生态，促进婴儿消化系统和免疫系统的成熟。由此可见，母乳对婴儿的益处良多，是婴儿最佳的喂养物，任何现代的奶粉制品都不能媲美天然的母乳。尽管如此，有些妈妈由于病痛、情绪、知识、信心等原因，放弃了母乳喂养。

建议所有妈妈在考虑或决心停止母乳喂养之前都应该咨询相关科室的医生或是母婴问题的专业人员，因为其实排除掉受病痛折磨不得不放弃母乳喂养的这一类妈妈，大部分女性是因为对母乳喂养知识的欠缺，或是对自身及宝宝关系的不自信，又或是觉得哺乳时间受影响不如放弃的主观原因，才会在

1年之内就终止了母乳喂养。虽然停止母乳喂养后妈妈们可以有更多自由的时间、规律的作息，但不吃母乳的坏处相对来说更多。首先，母乳中有天然的保护性抗体，特别是初乳，可以增强宝宝的身体免疫力。刚出生的宝宝肠胃发育不完善，母乳相对来说比较适合新生宝宝的体质，如果产妇没有患传染性疾病，尽量选择母乳喂养的方式，能够减少宝宝生病等情况。其次，宝宝接触妈妈、吸吮乳汁的过程，是最好最直接的增进母子之间情感的方式，同时也能帮助宝宝记住妈妈的气息，让宝宝更好地放松、信任地进食。并且通过母亲皮肤、乳头周围腺体等刺激，会更好地训练宝宝的神经反射功能，如吸吮反射、进食反射等，帮助宝宝更快地成长。

对于妈妈来说，母乳喂养可以疏通乳房的经络，减少患乳腺癌等疾病的风险，并且通过对乳头的刺激可以加强宫缩、减少子宫出血的风险。可以说母乳喂养对母婴的健康都有显著益处。

当然了，每一位妈妈都有自己选择的权利。权衡后放弃母乳喂养的妈妈，就应该更为精细地选择适合宝宝的膳食，对应着宝宝不同时期选用不用营养配方的奶粉制品。

11. 母乳喂养可以降低患乳腺癌的风险吗？

国内外研究表明，母乳喂养可以降低女性患乳腺癌的发病风险。无论是在绝经前还是绝经后的女性中，母乳喂养时间越长，发生乳腺癌的风险越低。母乳喂养降低乳腺癌发病率的原因可能是多样的。

首先，母乳喂养可以促进乳腺细胞的分化，从而防止基因突变。此外，母乳喂养还可以降低乳腺组织对致癌因素的敏感性，从而降低乳腺癌的发病率。女性怀孕和哺乳后乳腺组织会经历退化过程，而这种退化过程与肿瘤内环境极其相似。母乳喂养可以延迟这一过程，从而降低妇女患乳腺癌的风险。

其次，长期母乳喂养可以出现排卵抑制作用。通过减少女性一生中排卵周期的次数，母乳喂养可以起到降低致癌内源性激素（如雌二醇和孕酮）促有丝分裂效应终生暴露的作用。

此外，母乳喂养期间会导致母亲体内激素水平的改变，母乳喂养和非母乳喂养妇女产后体内激素环境可能会有所不同。例如，母乳喂养会降低女性的血清胰岛素浓度和转化生长因子 –β 的表达，这些激素水平的改变都与乳腺癌的发生相关联。各种喂养模式中，纯母乳喂养对于乳腺癌的保护作用最强。纯母乳喂养的妇女比非纯母乳喂养的妇女有更高的哺乳频率、更长的产后闭经时间、更低的循环雌激素水平、需要更多的能量、动员更多的脂肪和更好的乳腺癌防护作用。延长母乳喂养的时间，可以降低雌激素 / 孕酮对乳腺组织的周期性影响，从而防止乳腺癌的发生。

许多研究都证实了母乳喂养可以降低女性患乳腺癌的风险，尤其是在没有乳腺癌家族史的人群中。增加任何模式的母乳喂养累计持续时间都可以降低经产妇患乳腺癌的风险。对于多产妇女，每一次产后哺乳的时间越长，乳腺癌的风险越低。母乳喂养作为一种可调整的乳腺癌发病影响因素，可以调节母亲体内激素水平和激素代谢情况，对降低乳腺癌的发病率起到至关重要的作用。

12. 哺乳期乳房保健要点有哪些？

（1）乳房按摩。用手掌侧面轻按乳房，露出乳头，并围绕乳房均匀按摩，每日 1 次。注意手法轻柔。

（2）注意乳房卫生。保持乳房清洁，但不要使用对皮肤刺激性强的肥皂、乙醇（酒精）等擦洗乳头，以免引起皮肤干燥、皲裂。

（3）产前纠正乳头凹陷。发现乳头平坦或凹陷，可以在医生的指导下在产前进行纠正，做乳头伸展练习，拉开与内陷乳头连在一起的纤维。

乳头伸展练习：将两拇指平行放在乳头两侧，慢慢地由乳头向两侧外方拉开，牵开乳晕皮肤与皮下组织，使乳头向外突出，重复多次。并从妊娠 7 个月起可佩戴乳头罩，通过对乳头周围组织的恒定、柔和压力使内陷乳头外翻。

（4）产后尽早开奶，让婴儿勤吸吮，避免乳房过度充盈。

（5）采取正确的哺乳姿势和让婴儿正确含衔，不限哺乳时间和次数。

正确的哺乳姿势：无论婴儿抱在哪一边，使婴儿身体转向母亲，婴儿头和躯干呈一条直线，紧贴母亲身体，婴儿的下颌接触乳房，鼻尖对向乳头，保持婴儿头和颈部略微伸展，使婴儿的鼻孔与母亲乳房之间保留一定的空隙，以避免堵塞婴儿鼻孔而影响呼吸。做到婴儿和母亲三贴：胸贴胸、腹贴腹、下颌贴乳房。

正确的含衔姿势：抱起婴儿，用乳头触及婴儿口唇，诱发婴儿的觅食反射，等婴儿口张大，舌头向下的一瞬间，将乳头及大部分乳晕放入婴儿口中，让婴儿吸吮，同时要能听到婴儿有节奏地吸吮和吞咽声。

（6）学会处理乳头皲裂：发生乳头皲裂，可以在每次哺乳前挤一滴乳汁涂于皲裂处，做旋圈式按摩，等疼痛缓解后再哺乳。哺乳结束再挤一滴乳汁做涂抹按摩并待干。2次哺乳期间可反复多次用乳汁涂抹按摩，直到乳头皲裂痊愈。另外，也可以用麻油、蛋黄油、羊脂膏或者青石软膏等涂抹。

（7）有乳头平坦或凹陷的产妇，要在哺乳前挤出少许乳汁，缓解乳头、乳晕处张力，再用手的拇指、示指、中指把持乳头轻轻揉搓向外牵拉，反复几次后乳头就会突起，便于婴儿成功吸吮。

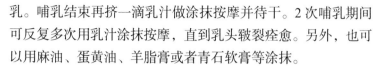 **哺乳期乳房疼痛的常见原因及应对方法？**

（1）哺乳期乳腺炎。乳头损伤、乳汁量过多、乳头或乳汁中如果有细菌的存在以及一些外源性的压力（包括内衣过紧、汽车安全带压迫）等的因素，可能会导致哺乳期乳腺炎的发生。主要表现为乳头乳房部的疼痛、红肿、肿块、压痛等，以及全身症状，如发热、寒战、倦怠、恶心等。

应对措施如下：

① 排出乳汁，避免乳汁淤积。但在乳房严重水肿时应避免局部直接按摩，应在这条乳腺导管走行的其他不肿胀的区域进行适当力度的按摩，保持乳腺导管通畅，达到刺激泌乳的目的即可。

② 如果发病时症状较重，包括全身症状及局部症状应该及时就医。如乳房局部明显红肿、压痛，体温高于38.5℃，血常规白细胞计数$>12 \times 10^9$/L；乳头皲裂伴周围红肿；症状轻微的乳腺炎，经保守疗法（有效排出乳汁与物理治疗）24~48小时之内没有改善，或是病情进展，乳汁培养明确存在致病菌，应及时就医并使用抗生素。

③ 脓肿形成时可以由医生进行手术等有创治疗。

④ 对症治疗缓解症状。

⑤ 可以使用中医中药治疗。

⑥ 尽量不停止哺乳。乳汁淤积型哺乳期乳腺炎以局部治疗为主，及时排出淤积乳汁，保持乳管通畅；急性炎症型（乳头乳房部红肿疼痛）哺乳期乳腺炎应该在局部治疗的基础上，进行全身治疗（应用抗生素等）。

（2）哺乳过程中的母婴体位和姿势不正确。

应对措施：采取正确的哺乳姿势和让婴儿正确含衔。前文已提及，故以下不再赘述。

（3）乳头先天凹陷或扁平。部分产妇的乳头有先天内陷或扁平的情况，会导致哺乳不畅，最终导致乳头、乳房部的疼痛。

应对措施：每天进行数次提拉训练，挤捏乳头训练或吸乳器进行吸引牵拉，从而改善哺乳情况。

（4）乳头皲裂。乳头皲裂也会引起疼痛。

应对措施：每次排乳后以羊脂膏、麻油等外涂，并注意母乳喂养时正确含接。能有效缓解乳头干燥疼痛，滋润肌肤。用水凝胶护垫贴覆盖乳头，能缓解疼痛，促进伤口愈合并保护伤口；可以使用亲密接触型乳头护罩贴覆盖乳头后再行哺乳，避免乳头反复受损；戴乳头保护罩，以减少衣物摩擦影响伤口愈合。伴有乳头红肿的产妇，应及时就医。如果婴儿含接乳头时疼痛严重，导致母亲不能继续该侧乳房哺乳，无论是用手法还是用吸乳器排乳都需要确保乳汁的有效排出（按哺乳的频率进行）。母乳中有血液不是停止母乳喂养的理由。如果因孩子出牙而被咬的伤口要尽早去医院处理。

（5）皮肤疾病。如湿疹和皮炎是哺乳期最常见皮肤疾病，常有皮肤瘙痒、疼痛、界限清晰的红斑、偶伴有剥脱或结痂等症状。

应对措施：除了常规的使用温和的保湿乳之外，其他外用药物一般需要在皮肤科医师指导下进行。

14. 哺乳期如何护理乳房？

（1）产后早吸吮，早开奶。婴儿出生后，将产妇的乳头擦拭干净，使婴儿（注意保暖）贴近产妇的乳房。在护士的协助下进行吸吮，持续30分钟。吸吮刺激能使垂体分泌泌乳素（一种促进乳汁分泌的蛋白质激素）增加。另外，吸吮刺激可以增加乳腺管内压而使乳汁排出。

（2）指导产妇科学饮食。应进食有营养、宜消化的食物，但不要过于油腻，防止乳管不通畅，造成乳汁淤积。

（3）产后2~3天，产妇普遍感到乳房胀痛，这是由于泌乳增加，而乳管不通畅造成的，可以在护士的指导下疏通乳腺管。取坐位或平卧位，先用热毛巾热敷乳房数分钟，左手托起乳房，右手五指分开，自乳根部向乳头方向梳理十数次，有肿块的部位可多梳几次，然后用拇指和示指牵引乳头4~5次来疏通乳络。然后两手五指分开，由乳根向乳头方向推压，使乳汁排出。而后再梳理，再推压，反复4~5次，可使胀痛的乳房变软。同时，产妇应多进行哺乳，慎用奶瓶、奶粉等，保证乳房的畅通和乳汁的正常分泌。

（4）婴儿按需哺乳，保证产妇有充足的乳汁。产妇应合理休息，保持愉悦的心情，保证母乳的数量和质量。睡眠时不要压迫乳房，防止乳汁淤积成块造成乳腺炎。

（5）有乳头平坦或凹陷的产妇，应于哺乳前挤出少许乳汁缓解乳头乳晕处的张力，再用手的拇指、示指、中指把持乳头轻轻揉搓向外牵拉，反复几次后乳头就会突起，便于婴儿成功吸吮。

15. 哺乳期出现乳房肿块怎么办（孕前的乳腺肿块会增大吗）？

哺乳期出现乳房肿块，应及时就医。其发生原因主要可分为两大类：

（1）与哺乳相关的肿块：

① 积乳症（乳汁淤积）。发病时间往往较短（平均 1~3 天），结块多沿着乳腺导管走向，伴有胀痛，一般没有红肿、发热，如果导管堵塞致乳汁淤积，使导管囊状扩张则会形成积乳囊肿，治疗主要是以疏通乳管、排出积乳为原则，积乳囊肿如果范围<1 cm，回乳后 1~3 个月内可自行吸收消失，可以不需要特殊处理；1~3 cm 大小可至医院行细针穿刺抽吸并加压包扎，通常 1~3 次后可治愈。>3 cm 囊肿、囊液稠厚无法抽吸或反复多次抽吸无效者，可在回乳后至医院行手术治疗。

② 炎性肿块。可有红、肿、热、痛等局部表现及高热、畏寒等全身症状，脓肿形成者可按上去有波动感，炎性肿块的治疗以消除感染、疏通乳管为原则。局部炎症较重时，建议待炎症基本消退后再辅以手法治疗。3 cm 及以上的脓肿建议至医院行手术切开排脓，<3 cm 的浅表脓肿可至医院行脓液穿刺抽吸治疗。

③ 因不适当的开奶、推拿或暴力碰撞引起乳腺毛细血管破裂出血而形成的局部乳房血肿。故不建议进行不正当开奶、推拿，避免乳房受暴力碰撞。绝大多数血肿在就医后可用细针抽吸积血并加压包扎，3~10 天可治愈。血肿巨大、反复抽吸无效者至医院行手术清除。

（2）肿瘤性肿块：包括良性的纤维腺瘤、脂肪瘤，及恶性的乳腺癌、乳腺肉瘤等。因为妊娠哺乳期体内激素水平的变化，在促使乳腺组织增生、分化、成熟的同时，也能诱发、促进乳腺肿瘤的形成、发展及恶变；同时哺乳期乳房生理性增大、乳汁分泌等可能会掩盖肿物，使其不易被发现，延误诊断。良性肿瘤的患者建议每3个月复查B超动态观察，如无变化可回乳后手术切除；哺乳期乳腺癌治疗原则同非哺乳期乳腺癌，应优先考虑手术治疗，后根据病理情况，结合相应的化疗、放疗、内分泌等治疗。。

16. 哺乳期乳房总是反复堵奶的原因有哪些？

哺乳期反复堵奶的原因包括以下几种：

（1）母亲自身因素：母亲乳汁分泌过多或乳头凹陷，导致乳汁不能及时排出，从而积聚在乳腺中，形成堵奶。此外，母亲营养不良、压力过大、缺乏睡眠等因素也可能导致乳汁分泌不足，从而引起堵奶。

（2）婴儿吸吮因素：婴儿吸吮力不足或姿势不正确，不能及时排空乳腺，导致乳汁积聚，从而引起堵奶。此外，婴儿口腔问题，如口腔溃疡、牙龈炎等，也可能导致乳汁排出不畅堵塞。

（3）乳房因素：母亲乳腺结构不良、畸形或者曾做过乳腺手术导致正常腺体乳管、腺泡遭到破坏，乳腺管堵塞，导致乳汁无法正常排出，从而积聚在乳腺中，形成堵奶。此外，母亲乳头皮肤破损，也可能导致乳汁排出不畅堵塞。

（4）环境因素：母亲周围环境过于拥挤、嘈杂、寒冷等因素，可能导致母亲情绪不稳定、食欲不振、睡眠不足，从而影响乳汁分泌和乳腺正常工作，引起堵奶。

（5）哺乳习惯不良，比如哺乳不定时或乳汁不能吸空、残留造成乳汁淤积。

因此，哺乳期反复堵奶的原因是多方面的，母亲需要从自身和环境等方面寻找原因，并采取相应的措施解决堵奶问题。如果母亲出现严重堵奶或乳腺炎症状，应及时就医。

17. 如何有效预防哺乳期乳腺炎？

产妇在哺乳期应该如何预防乳腺炎呢？可以从以下 10 个方面着手，减少乳腺炎的发生和发展。

（1）部分产妇的乳头有先天内陷或扁平的情况，可以通过每天进行数次提拉训练，挤捏乳头训练或吸乳器进行吸引牵拉，从而改善哺乳情况。方法：将两拇指平放在乳头两侧乳晕处，慢慢地由乳头两侧外方拉开，牵拉乳晕皮肤及皮下组织，然后再放在乳头上下方，向上下纵行牵拉，使乳头向外突出，重复多次，每次 5 分钟，每天 2~3 次。

（2）可以在产科医生的指导下，学习正确的含接方式、哺乳姿势，涂抹蛋黄油预防和治疗乳头皲裂，如果因孩子出牙而被咬的伤口要尽早去医院处理。

（3）学习正确的检查乳房方法，用手指指腹轻压乳房，从乳头开始做顺时针方向的检查，及时发现乳房是否有硬结、疼痛或局部红斑形成，避免乳汁淤积，保持排乳通畅。如果乳汁淤积严重，出现硬结、疼痛、红肿，及时至医院就诊。

（4）如果产后乳汁量比较多或者喂奶次数较少，不建议过度使用吸奶器，可以适当用手将乳汁排出，切忌暴力排乳。

（5）产后抑郁焦虑也是乳腺炎形成的诱因之一，可能是因为精神压力大或者在哺乳过程中过度劳累，乳汁淤积时出现乳房疼痛，对母婴分离、不能继续哺乳的担忧，可能会导致或者加重乳腺炎的病情。因此，出现产后抑郁焦虑应及时就医，从而获得良好的心理疏通，配合医生的治疗，促进疾病早日康复。

（6）如果乳房遭受外伤也有可能引发乳腺炎，所以应避免婴儿踢打、侧卧挤压乳房等。

（7）如果回乳方式不正确，也有可能发生乳腺炎。所以应减少哺乳次数及每次哺乳的时间，逐渐回乳。

（8）有时哺乳姿势不正确，婴儿吸吮不到位，也有可能发生乳腺炎。哺乳时应采取坐位、怀抱婴儿喂养的姿势。正确的哺乳含接方法是婴儿吸吮时不仅要含住乳头，还要含住大部分乳晕，而且应该养成婴儿不含乳头睡觉的习惯。

（9）其他部位的感染性疾病，如果不加以控制可能会引发全身性的感染，需要积极治疗。比如剖宫产、有侧切的产妇，需要注意局部伤口的护理，避免伤口感染，如果有上呼吸道感染的产妇，应及时就医。

（10）刺激性、油腻食物的摄入，可能会导致乳汁淤积，乳汁淤积时间长加上其他诱因有可能会发生乳腺炎。应多食新鲜水果、蔬菜，清淡而富含营养的饮食，减少辛辣刺激油腻食物的摄入。饮食不宜过补，鱼汤鸡汤等食物应由少到多食用，油腻的食物会使乳汁变得浓稠造成乳腺导管的堵塞，产妇需要多饮水，促进乳汁排出，防止淤积。

18. 哺乳期乳房不适，什么情况下可以热敷，什么情况下可以冷敷？

面对产后生理性胀奶，乳房胀硬不适，宝宝吸不出乳汁，乳房淤积的乳汁很难排出，乳腺炎、乳房红肿胀痛等问题，宝妈们该采取什么方法才能让乳房更加舒适、让胀满的乳汁尽快排出呢？有热敷和冷敷这2种不同的敷法。哺乳期乳房冷敷还是热敷应根据自身情况选择合适的时机和使用方法。

（1）热敷：一般来说，热敷可以在乳房虽有肿胀但没有出现明显红、肿、热、痛时使用。局部受热刺激时，受热部位及周围小动脉扩张，加速血液循环，刺激泌乳，同时能让乳房组织短时间内更柔软。需要注意是，热敷温度不宜过高，需用温水敷，可以温毛巾敷，也可以温水淋浴。最好在喂奶之前热敷，因为热敷会加速乳汁流动。如果堵奶发展成乳腺炎，存在乳房局部发红、发热、疼痛、肿块、溃脓、体温升高等表现，则不建议热敷，因为热敷会加重炎症的扩散。

（2）冷敷：如果妈妈遇到乳房胀痛，应该先检查乳房皮肤是否有破损或炎症。如果没有，可以尝试冷敷。哺乳期乳腺炎发生时，局部冷敷可以降温、缓解局部组织水肿、减轻炎症反应、缓解疼痛。可以用干毛巾裹着冰块或用毛巾冷敷，注意不要直接将冰块敷在乳房上。疼痛发作时，可每隔2~3小时冷敷15~20分钟。

19. 如何预防和应对哺乳期乳头破损？

乳头乳晕处的皮肤娇嫩且神经丰富，一旦破损会造成妈妈在哺乳时的剧烈疼痛与压力，是哺乳期最常遇见的困难之一。

如未破损，该怎么预防呢？

（1）避免过度清洁乳头：乳晕腺分泌的油脂与分泌物会覆盖在乳头、乳晕表面，看似不清洁，其实在一定程度上能起到润滑与保护乳头的作用。有些妈妈会在每次哺乳前后都常规清洁乳头，甚至会用乙醇、肥皂水等清洁，这是错误的，过度地清洁乳头会破坏表面的油脂保护层，造成乳头、乳晕处皮肤干燥皲裂。

（2）控制好哺乳时间：一般建议单侧哺乳时间不超过15分钟，避免宝宝长时间吮吸乳头，更不要让宝宝含着乳头过夜睡觉。此外还需要避免空吸时间过长，一般不超过10分钟。

（3）养成正确的喂养方式：在哺乳前期，需要掌握正确的哺乳姿势和衔乳方式，及时养成母婴双方的好习惯。哺乳前可以先挤出少量乳汁使乳晕变软，更易吮吸；哺乳时宝宝需要嘴张大、下唇外翻，包裹住乳头和大部分乳晕，乳头应完全越过宝宝牙床；哺乳结束时可轻压宝宝下巴，慢慢中断宝宝的吮吸，使嘴巴放松解除负压，避免乳头过度牵拉受损。若方式不当，妈妈需要及时中断并调整，否则宝宝在吮吸时，舌头及上颚会反复摩擦没有到达口腔深部的乳头，易造成破裂。而在哺乳后期，宝宝长牙后会咬住乳头，极易使乳头破损，每每这时应该用温和的方式制止。也有调查发现，宝宝吮吸乳头、乳晕和奶瓶时的"技术"不同，当吮吸奶瓶时，宝宝会调整舌头位置以控制乳汁的流动，而在乳头、乳晕处重复同样的动作会导致乳头破损，因此乳头和奶瓶的切换也需要讲究时机和频率。

如有破损，怎么应对：

（1）乳头轻度破损：保持乳头局部的清洁，选择干净、透气、面料舒适的内衣，必要时可使用乳头保护罩减少摩擦。妈妈可使用蛋黄油、芝麻油、橄榄油等涂抹乳头、乳晕，或在医师指导下使用青石软膏（青吹口膏）、乳头修复霜、羊脂膏、康复新液等帮助修复伤口。

（2）乳头严重破损：为避免妈妈疼痛剧烈及宝宝口腔内细菌感染破损伤口，妈妈需暂停患侧乳房的亲喂，给乳头修复的时间。在此期间可以按照哺乳频率通过吸奶器或手法排出乳汁，防止乳汁淤积的同时保持泌乳量。若合并感染，可以在医师指导下外用含抗生素的药膏。

20. 如何诊断哺乳期乳腺炎？

不少妈妈会将乳腺炎误认为是单纯的奶结，常常会直接忽视继续喂养，耽误了最佳的治疗时机，或是选择按摩推乳，导致家中病情。因此，妈妈们学会初步辨别哺乳期乳腺炎很重要。

先从症状看起，哺乳期乳腺炎可根据发病过程分为 3 个时期：郁滞期、成脓期和溃后期，不同时期的症状截然不同。在郁滞期，初起时可常有乳头破损、哺乳时疼痛，伴乳汁淤积，可伴有乳管阻塞不通，继而乳房局部出现肿胀、疼痛及结块，可伴皮色微红、肤温略高、恶寒发热等不适。若郁滞期处理不及时，结块不消或逐渐增大，焮红灼热，局部皮肤开始变软，疼痛拒按，此时并非结块变软的表现，而是开始化脓的信号，病程发展至脓肿期后，患处有鸡啄样跳痛，按之有波动感。在脓肿破溃后进入溃后期，若脓液引流通畅、结块变小变软、全身症状渐轻，则痊愈在即。若脓腔部位较深、多处脓腔、换药不当等原因导致脓液引流不通畅，乳房局部症状可能无法得到缓解，若创腔久不愈合甚至会形成瘘管，脓液混杂乳汁不断从溃口溢出，此时只能选择回乳。

如果妈妈们这时还是拿不准，或是心里已有了初步判断，都可以前往医院寻求专科医生的帮助，进行辅助检查，判断炎症的程度。哺乳期乳腺炎常检查的项目有血常规、C 反应蛋

白及乳腺 B 超。郁滞期患者白细胞计数、中性粒细胞百分比、
C 反应蛋白正常或略高，发热。成脓期的患者通常白细胞计
数、中性粒细胞百分比、C 反应蛋白升高明显。另外配合乳腺
B 超检查，常提示哺乳期改变、乳汁淤积、乳房炎性改变等。
成脓期可观察到大片无回声区内见液体流动，帮助确定脓腔深
度、范围，辅助穿刺定位。成脓期在必要时可行诊断性穿刺与
细菌培养帮助了解病情。

值得一提的是，哺乳期所有的发热并非都是乳腺炎，如
乳房确有结块、堵奶、红肿、疼痛等情况，优先考虑乳腺炎。
若无上述症状且经辅助检查排除后，还要考虑有无产褥感染、
尿路感染、切口感染、呼吸道感染等其他系统的炎症。

21. 哺乳期乳房脓肿，还能继续哺乳吗?

当哺乳期乳房脓肿形成后，建议妈妈患侧乳房即刻停止
哺乳，而另一侧健康乳房则可以继续母乳喂养。患侧乳房仍需
要定期进行手法或吸奶器排乳，避免进一步的乳汁淤积和新的
感染。此外，针对已形成的脓肿，寻求专科医生的帮助，采取
相应的治疗，同时给出适当的母乳喂养建议。

通过简便快捷的辨脓法与乳腺超声可大致判断脓肿的位
置与范围。通常，对于范围较大、情况复杂的脓肿，需要行脓
肿切开引流治疗。术后还需要每日更换引流纱条或药捻，将积
在深部的脓液逐渐排出，并根据脓腔位置适当予以垫棉加压促
进创腔贴合，避免进一步发展为"袋脓"。为防止新的母乳形
成后顺着导管从切口处溢出，逐渐形成瘘管，建议妈妈切开引
流后停止哺乳、开始回乳。对于范围局限、位置明确的单一脓
肿，可采取穿刺抽脓。对于位置较深的多发脓肿，在穿刺抽

脓时最好选择 B 超下定位，避免进一步发展为"传囊乳痈"的风险。对于脓肿范围较小或脓肿离乳头较远时，可先试试不回乳，通过穿刺抽吸或小切口药捻引流配合中药内服治疗，仍有继续哺乳的机会。

简而言之，当乳房脓肿的症情较轻时，妈妈在采取治疗后仍可继续喂养，但在乳房脓肿病情较复杂时，妈妈不但需要暂缓喂养，还要面对彻底回乳的艰难选择。妈妈不必为此给自己太多压力与自责，爱宝宝的方式有千万种，宝宝也一定很在乎亲爱的妈妈的健康。

22. 哺乳期乳头"小白点"，只能针刺挑破吗？

对于乳头上出现的"小白点"，首先建议妈妈区分到底是"小白泡"还是"小白点"，两者的成因其实并不相同。"小白泡"类似于有层透明的膜封住了某个乳管开口，乳汁无法从该乳头孔流出，局部可能会有疼痛感。"小白泡"的成因一般为宝宝衔乳不当，或是吸奶器吸力过大、时间过长，吮吸力在乳头局部造成负压过大，导致损伤，乳腺导管上皮脱落，形成乳头表面白色的水疱。"小白点"是像脂肪粒样的小颗粒，堵塞在乳管开口处难以排出，"小白点"的成因一般为淤积的稠厚乳汁长时间堵塞于乳管内，乳汁脱水后脂肪颗粒硬化形成。

不论是"小白泡"还是"小白点"，都不建议妈妈们直接先用针刺挑破，这样会增加感染导致乳腺炎的风险，且易复发。"小白泡"在没有明显疼痛也没有影响哺乳的情况下，可不进行处理。哺乳时可以让宝宝先吸这一侧的乳房，并调整正确的哺乳姿势、衔乳方式，通过哺乳使其自行吸收缓解。"小白点"可以在哺乳前用温水或植物油浸泡软化，并对乳头、乳晕进行打圈按摩及轻柔提拉挤压，或拿软毛巾蘸温水后适当力度擦拭，帮助小白点排出。做到局部先疏通，避免行大范围推乳。针对顽固不除的"小白泡"和"小白点"，建议寻求专科医生的帮助。

"小白泡"或"小白点"平时都是可以预防的，妈妈们避免吃过于油腻的荤汤、奶制品等高蛋白质食物，每日保证大量饮水，养成良好的哺乳习惯、衔乳姿势，科学使用吸奶器。对于仍反复出现的"小白点"，可由专科医生开具通乳散结的中药服用一段时间。

23. 哺乳期宝宝不愿意吸妈妈乳头或奶瓶怎么办？

喂奶时宝宝不愿意吸妈妈乳头的原因可能是多方面的，具体如下：

（1）妈妈先天乳头凹陷、乳头过小、乳头过大：虽说发育不良的乳头会增加哺乳的难度，但是新生宝宝其实有着极强的觅乳及吮吸本能，妈妈们需要有信心、耐心及技巧。先天乳头凹陷者，可在哺乳前适当按摩乳晕部，使乳晕部柔软，哺乳时要帮助宝宝含入更多乳晕；乳头过小、或乳头颈过短者，建议避免乳房十分充盈紧绷时喂奶，这样会使乳头更难凸出，同样也在可哺乳前适当按摩乳晕部，打开输乳窦，排出少量乳汁后哺乳；乳头过大或过长者，要让宝宝含住整个乳头及乳晕部分不太现实，但宝宝的嘴巴挤压乳头及少量乳晕时也能继发泌乳反射，哺乳时要让宝宝的嘴巴尽量张大，同时嘴巴贴紧乳房，身体贴近妈妈。

（2）乳汁过少或过多：乳汁过多、奶速过强时，有的宝宝因为妈妈的乳汁"太冲"吃不了，而乳汁过少、奶速过缓时，有的急性子宝宝因为妈妈乳汁流速慢，吃得不过瘾，都有可能影响宝宝正常吸乳。乳汁过少的妈妈可在哺乳前手法按摩乳房促进乳汁分泌，让宝宝尽可能吮吸到乳汁；乳汁过多，宝宝来不及吞咽的妈妈可在哺乳前适当挤掉部分乳汁，或哺乳时轻掐乳头减缓乳汁排出速度。

（3）乳头混淆：如果宝宝既在吃母乳又在吃奶瓶，可能会引起乳头混淆。乳头混淆分为2种，宝宝可能会因为乳头形状、质感、流速的差异而感到困惑，而拒绝其中一种。首先要选择适合宝宝年龄的奶嘴，其次是需要控制流速，这也是非常需要注意细节的。由于宝宝吮吸妈妈乳房时主要靠吮吸刺激大流速的奶阵流出，而吮吸奶瓶时，则是均匀大流速，在两者切换时宝宝就可能出现无法适应其中一种的情况。因此，喂养时需要有节奏地用奶瓶模拟奶阵来临之前的模式（喂养时让宝宝含住没有乳汁流出的奶嘴，让宝宝在空奶嘴上吮吸1分钟左右后，再倾斜奶瓶让乳汁流到奶嘴中），让宝宝在吮吸的过程中有暂停休息的时间（奶瓶里的乳汁能触及奶孔即可，使乳汁处在一个水平位上），并时刻注意宝宝是否需要休息（吮吸变慢、试图转头、皱着眉头等），让宝宝自己掌握吃奶的节奏与量，避免过度喂食。

（4）如果宝宝持续拒绝进食或有明显的体重下降，建议及时咨询儿科医生。

总之，宝宝不吃乳头或奶瓶可能是一种暂时性的现象，了解宝宝的需求，提供适当的支持和关爱，将有助于缓解这种情况带来的焦虑感。如果问题持续存在，一定要寻求专业医疗建议。

24. 哺乳期的妈妈发热了，要停止哺乳吗？

妈妈在哺乳期间发热可能有多种原因，包括急性乳腺炎、感冒、流感以及全身其他系统的感染等，发热是身体抵抗病菌和感染的一种自然反应，通常伴随着疲劳、头痛和肌肉疼痛等症状。在大多数情况下，妈妈在发热时可以继续哺乳，但仍需要积极寻找引起发热的原因，对症治疗，防止病情及症状的进一步加重。很多人都有误区，发热后如临大敌，认为发热后的乳汁"有毒"或是容易变质。其实，绝大多数的发热情况并不会影响母乳质量，反而母乳中会含有丰富的抗体和免疫细胞，有助于保护宝宝免受感染。

只有当引起发热的疾病可能会通过乳汁影响到宝宝健康时，如艾滋病、开放性结核、肝炎活动期等，则不建议哺乳。如前面所说，若是急性乳腺炎化脓或合并细菌感染的情况下，才建议停止哺乳，常规的急性乳腺炎、感冒着凉、病毒感染、急性腹泻等引起的发热，在乳汁的颜色、气味、质地不变的情况下，仍可以继续喂奶，但需要注意如下几个细节：

合并用药情况。妈妈们千万不要因为想坚持喂奶，再难过也硬是不吃药，这样对母婴双方都有百害而无一利。当发热伴随其他症状需服用药物时，最好在医生的指导下继续哺乳。自己也可以先简单查阅一下哺乳期用药安全分级（简称 L 分级），分为 L1~L5，其中 L1 级（最安全）、L2 级（较安全）、L3 级（中等安全）的药物都是比较安全的，尽量选择 L1 级和 L2 级的药物，L4 级（可能为危险）、L5 级（禁忌）的药物需要停止哺乳，何时能够恢复哺乳需咨询医生。

其他途径的传染风险。尽管大多数感冒和流感病毒不会通过母乳传播给宝宝，但感冒、病毒感染等存在着飞沫传播、接触传播等其他途径的感染风险。在哺乳期间，妈妈应该保持良好的卫生习惯，比如勤洗手，佩戴口罩、以减少病毒传播的风险。此外，尽量减少近距离亲喂，可将母乳排出至奶瓶喂养更为安全。

保持水分摄取。发热时对液体的消耗很大，要保持充足的水分摄取，以补充水分并维持母乳的产量。

25. 哺乳期间用了抗生素还能哺乳吗？

哺乳期间，妈妈出现病症应当及时治疗，但是不要擅自用药，应在医生的指导下合理、安全地进行治疗，这样才能保证妈妈和宝宝的健康。大部分抗生素都会有一定程度通过乳汁传递给宝宝。然而，这通常不会对宝宝的健康产生严重影响。医生通常会选择在哺乳期对母婴双方风险较低的抗生素。

美国儿科学教授 Thomas W. Hale 率先提出的哺乳期用药安全分级（简称 L 分级）在临床上普遍应用，哺乳使用抗生素按其危险性分为 L1～L5 这 5 个等级：

（1）L1 级：哺乳妈妈使用最为安全，没有证实对新生儿有危害或甚微。这类抗生素包括青霉素、阿莫西林、阿莫西林克拉维酸、头孢拉定、头孢羟氨苄、氨苄西林、头孢唑林、头孢克洛、头孢他啶、头孢丙烯、头孢西丁、头孢地尼、克拉霉素、万古霉素、外用的莫匹罗星软膏等。

（2）L2 级：比较安全，哺乳妈妈使用该级别药物有危险性的证据很少。抗生素包括苯唑西林、哌拉西林钠舒巴坦、头孢呋辛、头孢噻肟、头孢克肟、头孢吡肟、头孢曲松、氨曲南、阿奇霉素、克林霉素、妥布霉素、阿米卡星、庆大霉素、甲硝唑、妇科外用的甲硝唑栓、硝酸咪康唑阴道软胶囊等。

（3）L3 级：中等安全，该类药物有很轻微的、非致命性的不良反应，只有在权衡对婴儿的利大于弊后方可应用。抗生素包括亚胺培南－西司他丁、美罗培南、亚胺培南、多西环素、红霉素、磷霉素、链霉素、四环素、环丙沙星、左氧氟沙星、替硝唑等。服药期间应暂停母乳喂养，停药后 24 小时，将乳汁排出后，再开始母乳喂养。

（4）L4 级：有明确的危害性证据。如氯霉素。只有母亲处于严重疾病的情况下，且没有其他更好的替代药物时可考虑使用，并考虑停止母乳喂养。

（5）L5 级：禁用。

在选择药物的同时，也需要对宝宝的健康情况做个评估，是否早产、月龄、是否健康、婴儿体重等，这些信息也能帮助医师选择药物。另外，如无特殊用药时间，尽量在哺乳后的时间段再服用抗生素，以最大程度减少宝宝暴露于药物的时间。在用药期间，密切观察宝宝的反应。如果宝宝出现不寻常的症状，应及时与医生联系。

26. 如何回乳？回乳后"残乳"要排吗？

回乳是一个顺其自然、循序渐进的过程，快刀斩乱麻地中止母乳并不科学，宝宝可能因为营养摄入不足和精神上的不安而出现消瘦、抵抗力下降、感冒、腹泻等情况，不仅仅是饮食习惯的改变，断奶对妈妈、对宝宝是第二次"母婴分离"，双方均会出现情绪上的问题。因此，回乳前可以做好足够的心理准备。我们推崇"渐进式回乳"。

（1）回乳准备：回乳可以是个较长的过程，长的可持续

1~2 个月甚至更久。但是决定回乳需要果断，一旦想好了，就开始一鼓作气地回乳，不要途中又后悔，又重新开始喂养，这也不利于乳房健康与乳汁的质量。回乳开始后，可以逐渐用多样化的食物替代喂养，逐步减少母乳量与喂奶的次数，一般先从白天开始减少，用奶制品或者辅食代替，平日开始给大脑"不需要产这么多"的信息。

（2）回乳中药及食材：大剂量生麦芽以及炒麦芽都具有回乳作用，大剂量指的是 60~120 g，煎煮至 300~400 mL，每日分 2 次服用，临床上常碰到妈妈每日煮少量麦芽泡水喝回乳，这样"小剂量"的麦芽反而会起到催乳的作用，只有大剂量浓煎的麦芽消散之力强，耗散气血才能回乳。此外，也可配合生山楂、枇杷叶、薄荷、五味子、乌梅、茴香等。若想服用回乳汤药，请寻求专业中医师的治疗。若在回乳过程中感觉乳房胀痛明显，可外敷皮硝，会渗透性吸出乳汁中的水分，减轻胀痛感。

（3）回乳西药：溴隐亭、卡麦角林、维生素 B_6 等都是常用的回乳西药，但均有一定的不良反应，请在医师的指导下服用，并密切观察。

（4）注意事项：妈妈在回乳过程中，避免吃容易发奶的食物，如花生、猪蹄、牛奶等，并适当减少与宝宝的亲密接触、避免不必要的推乳按摩等，防止泌乳增多。还可以穿稍紧的内衣，适当加大乳房导管的压力，通过负反馈调节使泌乳减少。

回乳后的"残乳"排不排一直是个妈妈们关心的问题，"残乳"并非是身体产生的"垃圾"，不会对乳房有害。没有证据表明残留的乳汁会引起日后的乳腺结节以及乳腺癌。反而暴力地排出残乳会破坏乳腺导管、增加乳腺炎症的发生。

27. 中医如何认识哺乳期乳腺炎？

乳腺炎属于中医学"乳痈"范畴，中医对哺乳期乳腺炎认识久远，最早在魏晋皇甫谧著的《针灸甲乙经》中便有记载。根据发病时期名称不同，在哺乳期发病的称为"外吹乳痈"，在妊娠期发病的称为"内吹乳痈"，临床上以外吹乳痈最为多见。

中医认为乳痈的成因有内因和外因，一因乳汁淤积，如乳头破损，乳窍受阻，汁不得出，或乳汁多而少饮，吮吸不尽，乳汁无法及时排空，或产妇乳头先天凹陷，排乳不畅，或回乳不当，宿乳淤滞，均可导致乳汁不畅，乳络阻塞，宿乳壅积，郁久化热而成乳痈；二因肝胃郁热，女子乳头属足厥阴肝经，肝主疏泄，调节乳汁分泌，乳房属足阳明胃经，乳汁为气血所化，源出于胃，乳母调养不慎，精神紧张，或愤怒郁闷，致肝气郁滞，厥阴之气不行，乳络不畅，致乳汁壅积成块，或产后饮食不节，恣食膏粱厚味，伤及脾胃，运化失司，胃热壅盛，阳明经热熏蒸，湿热蕴结，致气血凝滞，阻塞乳络而成乳痈；三因感受外邪，女子产后体虚，汗出当风，感受风邪，或婴儿含乳而睡，口气焮热，热气鼻风吹入乳孔，或乳头破损，外邪入侵，皆可导致乳络闭塞，乳汁淤积，郁久化热，发为乳痈。

根据国家中医药管理局颁布的《中医病症诊断疗效标准》，可将乳痈证型分为气滞热壅型、热毒炽盛型与正虚毒恋型。中医治疗急性乳腺炎具有优势和特色，疗效显著，病程缩短，预后良好。通过辨证论治，内治与外治相结合。乳腺以通为顺，治疗上以消为贵。郁滞期疏肝解郁、消肿通乳，成脓期清热解毒、托里排脓，溃后期益气健脾、和营托毒。也可配合按摩、中医外治、针灸等法系统治疗。

二、非哺乳期和非妊娠期乳腺炎性疾病

为什么一开始医生诊断我是乳腺增生，后来却变成非哺乳期乳腺炎了呢？

1. 月经不调与这个病有关吗？

首先，让我们了解一下乳腺增生和非哺乳期乳腺炎的基本概念。乳腺增生是一种生理性的现象，意味着乳腺组织在月经周期内会发生变化，可能导致乳房肿胀、不适等情况。这种情况通常是由于激素水平的变化引起的，但一般不会导致明显的炎症症状。然而，非哺乳期乳腺炎是一种病程较长、病情复杂的慢性非细菌性乳腺炎症，主要临床症状表现为反复发作的乳房肿块，脓肿破溃后脓液中夹杂粉刺样物质，经久不愈，形成瘘管，主要以浆细胞性乳腺炎、肉芽肿性小叶乳腺炎、乳腺导管扩张症、导管周围乳腺炎较为多见。虽属良性病变，但易形成脓肿、窦道和瘘管，病情迁延。月经不调是指月经周期的异常，可能包括月经周期过短、过长，出血量不规律等情况，与人体激素水平紊乱有关。非哺乳期乳腺炎早期部分患者无明显肿块，在影像学检查中亦没有明显的病灶，仅表现为乳腺腺体增厚、结构紊乱等，故容易被判断为乳腺增生。但是因为这是 2 种疾病，非哺乳期乳腺炎一般还是会进一步发展，例如出现肿物、红肿、脓肿、破溃等表现而被正名。因此，乳腺增生和非哺乳期乳腺炎某一阶段的表现确实很相似，而月经不调可能会在某种程度上影响两者的发生和发展。

　　既然月经不调可能在一定程度上影响乳腺健康，且当下非哺乳期乳腺炎发病呈上升趋势，那么遇到乳房疼痛就不能太过大意，不能只考虑为乳腺增生。而是要持续观察乳房局部的变化，最好可以进行定期检查、与医生的沟通和健康的生活方式都有助于提高早期发现和治疗的机会。那么，是否有一些方法措施让我们可以做到未病先防，既病防变呢？首先，保持健康的生活方式，包括均衡饮食、适度运动和避免过度压力。其次，定期进行乳腺自查，了解自己的乳腺情况，发现问题及早就医。如果出现了乳房结块、疼痛、红肿等症状，应及时到正规医院就诊，进行必要的检查，比如乳腺彩超、乳腺磁共振检查等，接受专业医生的诊断和治疗建议。

2. 乳头溢液和这个病有什么关系？

　　顾名思义，乳头溢液就是可以观察到乳头流出液体，在一些正常的生理情况下，乳头溢液多半是透明、白色或黄色，而且通常是微量的。但当乳腺组织发生一些变化时，乳头溢液可能会变得异常，如颜色变化（血性、乳白色、黄色、透明清水样等）、溢液量变大、频率增加等。乳腺是一个复杂的组织，其功能涉及激素的调节、乳汁的产生和排泄。乳腺组织的变化可能导致乳头溢液异常，进而引发其他问题。乳头溢液的异常可以有多种原因，乳腺囊肿、乳腺增生病、乳腺导管内乳头状瘤等都可能导致乳头溢液异常。尤其是导管内乳头状瘤，因为病灶较小、难以触及，许多患者都是因为出现乳头溢液而被发现患有此病。此外，垂体功能异常、泌乳素在非哺乳阶段的升高，导致乳头溢液。还有，乳腺导管内异常的分泌物的积聚，达到一定量时也可导致乳腺导管的阻塞。乳腺导管是连接乳腺组织和乳头的通道，如果导管堵塞，乳腺分泌物可能聚积在其中，部分可以从乳头孔溢出，而部分直接使导管扩张甚至肿胀破裂则可引起炎症，进而导致非哺乳期乳腺炎的发生。乳头溢液也是非哺乳期乳腺炎的标志之一。有学者指出，乳腺导管阻塞可能会导致乳腺分泌物的聚积，创造了细菌生长的有利条件，引发乳腺导管周围炎症，这也被推测为引发非哺乳期乳腺炎的原因之一。

如果您注意到乳头溢液发生了一些变化，例如，颜色变化、量的增加，或伴随其他乳腺症状，如胀痛、肿块等，应及时就医咨询。可以通过体检、乳腺超声、穿刺活检等方法来评估您的乳腺健康状况，并为您提供专业的建议和治疗方案。要保护乳腺健康，可以在日常生活中采取一些有效的预防措施。首先，保持良好的乳腺卫生，避免过度刺激乳腺区域。其次，保持健康的生活方式，包括均衡饮食、适度锻炼和减轻压力。以及定期进行乳腺自查，了解自己的乳腺情况，及早发现问题。如果您有任何乳腺问题的疑虑，都应及时就医，以便得到及早的诊断和治疗。

3. 妊娠期发生的结块也是这个病吗？

妊娠是女性生命中的重要时期，这期间伴随着身体的各种变化。此时，女性的身体要经历巨大的生理和激素变化，以适应将要孕育和哺育孩子的需要。这些变化对乳腺也会产生影响。乳腺在怀孕早期会因为雌激素和孕激素的影响而逐渐增大，乳腺组织增生，为将来哺乳做准备。在妊娠的过程中，乳房的结构也会发生改变，可能会出现一些结块。妊娠期发生的结块不同于非哺乳期乳腺炎，是由于乳腺组织的生理性增生引起的，这是正常怀孕的一部分。随着乳腺准备开始产生乳汁，乳腺导管和腺体会逐渐扩张，形成了结块感。这种结块通常质地均匀柔软，不伴随疼痛、红肿等症状，不需要特殊的治疗。尽管妊娠期的结块通常是正常的生理现象，但也不能忽视其他可能性。有时乳房中的结块可能是由其他疾病引起的，如乳腺囊肿、纤维腺瘤等。因此，如果怀孕期间乳房出现异常的结块，还是建议及时就医咨询。医生可以通过体检、超声检查等方法来评估乳腺健康状况，排除其他可能性。

乳腺是一个复杂的组织，其主要功能之一是在哺乳期分泌乳汁来满足婴儿的营养需求。在妊娠期如果出现了乳房结块、肿痛等表现，还是属于急性乳腺炎范畴，也就是中医所说的内吹乳痈。另外，也有在哺乳期出现的乳腺炎的情况，这种就是大家熟知的急性乳腺炎，通常被称为"奶结"，中医上称之为外吹乳痈。祖国医学对本病也有相关记载。我国现存较早的外科专著《刘涓子鬼遗方》中就有"发乳、乳痈、妒乳、乳结肿"等记载。结合金朝张从正著《儒门事亲》中把哺乳期乳痈称"外吹乳痈"，妊娠期乳痈称"内吹乳痈"等相关文献，乳痈可分内吹乳痈（妊娠期），外吹乳痈（哺乳期）和干乳子乳痈（非哺乳期）。中医学很早以前就认识到乳痈的发生是由于哺乳期的乳汁蓄结，和来自外界感染"外吹"以及胃热壅盛和肝气郁结等，外因通过内因而发生痈肿。在治疗方面，要根据发病的不同时期、不同阶段选择相应的治疗方式，不可一概而论。

临床上也发现了一些患者既往有乳腺导管扩张症或在妊娠前就已经出现乳房的结块，而后发现妊娠的情况。这类患者还是要考虑非哺乳期乳腺炎的可能性。因此，发病与妊娠的先后关系是判断是否为非哺乳期乳腺炎的关键。总之，如果在妊娠期出现任何乳腺问题，都应该及时就医，不可自行根据网络查询到的非专业指导进行处理。

真实案例故事：我是孕 7 个月的时候睡觉压迫导致的，前后治疗近 10 个月，耗光所有耐心，能手术绝对不想再推下去了。但是对于这个情况，医生了解得太少了，做了很多错误的指导。比如某医院专家建议继续喂奶（月子中），说万一可以吸通，差点误了孩子的发育。后坚持要手术后，让断奶，正在奶最多的时候，断奶导致淤积和肿块。挂了 1 个月的青霉素（每天 2 针），最后过敏结束。某医院又用激素治疗，2 个月后整个人水肿、变形。最后到上海龙华医院听说可以手术治疗，终于看到希望，术后良好。

在上面这个病例中，患者的乳房结块是由于压迫所致，发生在妊娠期，即上文中所提到的内吹乳痈。妊娠期出现的乳房结块因为考虑到孕妇本身特殊的生理状态，治疗手段存在一定程度的限制，较多临床医生不主张进行内治即口服药物治疗，而多采用外治治疗。例如，外敷具有清热散结功效的药膏等，抑或是出现脓肿，成熟后进行适当的引流（治疗需要全面考虑药物对孕妇、胎儿的影响，手术也要充分考虑到麻醉方式、手术操作、手术时间、引流药物等对孕妇的影响，故如果发生类似情况，需要即刻至乳腺专科就诊处理）。由于治疗手段受限和患者妊娠阶段乳腺组织的生理性变化，如泌乳的出现，增加了治疗的难愈，部分患者也因为缺乏认识，耽误了治疗继而导致疾病经久不愈，造成了生理及心理上的双重痛苦。

4. 乳房为什么会出现肿块，它们之间有什么区别？

乳房肿块其实是一个很大的概念，就好比圆柱体，而它可以是水杯，可以是笔筒，也可以是万花筒。所以虽然都可以被划为肿块，却可能是由多种因素引起的不同性质的肿块。

上一章节已介绍过，在妊娠期间，乳腺肿块的发生可能受到激素变化、生理构造等多种因素的影响。本章节将重点讲述非哺乳期和非妊娠期发生乳房肿块的情况，其主要有以下几种。

（1）非哺乳期乳腺炎：非哺乳期乳腺炎多发于青、中年女性，主要临床表现为反复发作的乳房肿块，伴随红、肿、热、痛，肿块化脓后脓肿易发生溃破，溃口可流出脓液，夹杂粉刺样物质。本病发生于非妊娠期和哺乳期，通常起病急、进展迅速，并可能出现发热、下肢红斑结节等全身症状。本病的病因尚不明确，但有研究提示，肥胖、先天乳头凹陷、月经紊乱、饮食不节等都是其危险因素。

（2）乳腺良性肿瘤：乳腺良性肿瘤在临床中多见于青、中年女性，如乳房纤维腺瘤、脂肪瘤、良性囊肿等，属于良性疾病。本病诊断主要依据触诊、彩色超声、乳腺 X 线摄影检查，确诊需要依据空心针穿刺或外科手术后的病理学检查。乳房触诊多为圆形或卵圆形，可有分叶、质韧、边界清楚、活动度良好的肿物，偶伴疼痛。其主要的处理方法包括随访和外科干预。

（3）乳腺恶性肿瘤：乳腺恶性肿瘤的发病高峰年龄为

45~54岁，危险因素包括初潮早、绝经晚、初产晚、缺乏锻炼和绝经后肥胖等。早期乳腺恶性肿瘤不具备典型症状和体征，常通过体检或乳腺癌筛查发现。80%的患者以乳腺肿块首诊，多为单发、质硬、边缘不规则，表面欠光滑，仅少数伴有不同程度的隐痛或刺痛。其他症状还有乳头溢液、皮肤改变、乳头或乳晕的异常、淋巴结肿大。

尽管乳腺肿块的出现可能令人担忧，但许多情况下它们是正常的生理变化或者属于良性的病变。如果您发现乳房中出现肿块、疼痛或其他异常情况，都应该及时就医，接受专业医生的诊断和建议。医生可以通过体检、医学影像和可能的实验室检查来确定肿块的性质，从而制订恰当的治疗计划。

5. 非哺乳期乳腺炎肿块疼痛难以忍受怎么办？

非哺乳期乳腺炎导致乳房的红肿、疼痛等症状常常使人难以忍受。中医学认为本病多由气滞血凝、经络阻塞、郁久化热、蒸酿肉腐而为脓肿，溃后容易成瘘。应对这种情况时，患者应理解疼痛的成因，采取适当的方法来缓解疼痛，并及时进行脓肿切开引流或脓肿抽吸术。切口一般以乳头、乳晕脓肿波动感最强处为中心呈放射形，乳晕下浅脓肿可沿乳晕做弧形切口，脓肿如位于乳房后，即在乳房下部皮肤皱襞1~2 cm做弧形切口，使得脓液排出后结块缩小，更好地缓解疼痛。

非哺乳期乳腺炎可能由多种因素引起，如乳腺导管堵塞、细菌感染等。这些因素可能导致乳腺组织的炎症和充血，从而引起乳房的红肿、疼痛等症状。疼痛的程度因人而异，有些人可能会感到剧烈的疼痛，而另一些人可能只有轻微的不适感。

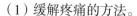

（1）缓解疼痛的方法。

① 休息：在疼痛期间，适当的休息对于帮助乳腺组织恢复非常重要。避免过度劳累，给予乳腺充分的休息时间。

② 冷热敷：是缓解乳腺炎症引起的疼痛的一种方法。可以轻轻用温水毛巾敷在疼痛区域，或者使用冰袋进行冷敷，以缓解红肿和疼痛。而具体是选择冷敷还是热敷呢？两者的区别主要体现在以下 3 个方面：

作用原理：冷敷主要是通过降低局部温度，从而抑制血液循环，减轻肿胀和疼痛。热敷则是通过升高局部皮肤温度，增加血液循环速度，加快细胞新陈代谢，从而达到活血化瘀、消肿通络，有利于渗出液的吸收及炎症的消退，促进恢复。

使用方法：冷敷主要使用冰袋或者冷毛巾，对患病的部位进行冷敷处理，降低局部的温度。热敷一般需要使用热毛巾，对损伤的部位进行热敷，有助于促进血液循环。

使用时间：冷敷一般应用于损伤的急性期，在损伤 24 小时之内通过冷敷处理可以缓解症状。热敷一般应用于损伤的亚急性期或者慢性期，一般需要在损伤超过 48 小时之后才能够使用。综上，冷敷和热敷的选择应在医生的指导下进行。

③ 舒适的支撑文胸：穿戴舒适的支撑文胸可以提供乳腺区域的支撑，减轻疼痛感。最好选择不带钢圈，且不会在乳房表面形成压痕的透气、舒适的文胸。

④ 避免刺激：避免穿戴过紧的衣物，减少对乳腺区域的刺激，有助于缓解疼痛。这个刺激还可以是外力刺激（如意外撞击、暴力按摩等），以及其他不正规的外用产品药物等。

⑤ 保持适当姿势：保持良好的姿势有助于减轻乳腺区域的不适感。尽量避免低头或弯腰的动作。

（2）可能的治疗方法。

① 药物治疗：对于细菌培养有明确致病菌的，可使用抗生素等，以帮助减轻炎症和疼痛。

② 手术治疗：在成脓后及时就医，根据实际情况采取脓肿切开引流术或切开排脓术，缓解充血和疼痛。

③ 中药疗法：中医内治法注重辨证论治和分期论治，强调先辨病再辨证，因人而异、灵活施方治疗。目前内治的治疗原则有清热解毒、活血消肿止痛、温阳化痰、活血化瘀散结等，皆在临床实践中取得了良好的疗效。

当肿块疼痛难以忍受时，寻求专业医疗帮助是缓解疼痛和解决问题的最佳途径。医生可以根据您的症状和情况制订个性化的治疗计划，以最大程度地减轻您的疼痛和不适。

此外，我们还要注意到一些常见的误区和不良的应对方式。有时候，人们可能会因为担心疼痛而拒绝就医，或者选择自行使用药物（临床常见患者自行购买布洛芬、散利痛等药物，这其实不经医嘱的服用药物，一来效果并不明显，二来也可能引起药物的不良反应）甚至拒绝手术来引流脓液。这些做法可能会延误正确的诊断和治疗，甚至导致问题恶化。自行使用药物也可能会导致不必要的风险和不良反应。

另一个需要警惕的问题是对疼痛的过度焦虑。焦虑情绪可能会加重疼痛的感知，导致身体更难应对疼痛。因此，保持平静和积极的心态，与专业医生合作，找到适合您情况的疼痛缓解方法，是非常重要的。

总之，面对非哺乳期乳腺炎引发的肿块疼痛，您不必独自承受。寻求专业医生的帮助和治疗是最明智的选择。采取适当的缓解方法，保持健康的生活方式，保持平静的心态，都有助于减轻疼痛和提升生活质量。

6. 为什么我的肿块不化脓？

非哺乳期乳腺炎引起的肿块不一定都会化脓，这与炎症的类型、病因、个体差异等多种因素有关。

（1）病因差异：非哺乳期乳腺炎可以有多种不同的病因，其中一部分可能与细菌感染有关，而细菌感染可能会导致化脓。然而，并非所有非哺乳期乳腺炎都是由细菌引起的，有些可能与其他因素（如导管阻塞、炎症反应等）有关，这可能不会导致明显的脓液形成。

（2）免疫反应：身体免疫系统可能会对感染或炎症做出不同的反应。有时，身体的免疫反应可能阻止细菌感染蔓延，从而不会导致脓液的形成。

（3）治疗和护理：及早的治疗和护理可能有助于避免化脓。需要动态观察，辨证施治。

（4）身体状态：个体的身体状态、免疫系统状况等也可能影响是否会发生化脓。一些人可能因为自身免疫反应较强，不容易出现化脓症状。另外，中医学认为本病的病因主要包括先天乳头内陷、情志不畅、饮食不节、外感邪毒、痰湿内阻等。另外，肾藏先天精气、脾胃化生水谷精微、肝藏精血疏调气机，皆与此病密切相关。每个人体质不同，若是气血不足、脾气亏虚等，均会导致不同的化脓情况。

虽然不是所有的乳腺炎都会导致化脓，但如果发现乳腺区域出现红肿、疼痛、发热等明显炎症症状，建议及时就医，进行专业的诊断和治疗。

7. 为什么会不断地新发肿块？为什么双乳都能出现肿块呢？

非哺乳期乳腺炎虽属良性病变，但易形成脓肿、窦道和瘘管，病情迁延，且复发率最高可达50%。患者在接受治疗后反复出现新的乳腺肿块可能涉及多种因素，其中包括乳腺生理变化、个体差异、生活习惯等。而新发的肿块不排除疾病复发的可能。非哺乳期乳腺炎患者即使手术后，也存在复发风险。一些研究也发现，合并高泌乳素血症、先天性乳头凹陷或畸形、肥胖等是患者术后1年内复发的风险因素。另外，非哺乳期乳腺炎的肿块中存在的弥漫、散在分布的微小脓肿、肉芽肿病灶的情况，导致了马蜂窝状此起彼伏的脓肿形成。

双乳都出现肿块的情况也可能是因为身体中的乳腺组织在响应不同的因素时产生了类似的反应。也就是说，人作为一个整体，本身双乳发病的概率是一致的，一侧因为一些诱因发病，而潜在的诱发因素未能去除，导致了另一侧的发病。

8. 乳腺疏通按摩可以消除肿块吗？排残奶可以降低本病发生吗？

乳腺疏通按摩是一种通过按摩手法来促进乳腺内的乳汁流动，以预防和缓解乳腺问题的方法，因而更多地应用于哺乳期。它可以帮助促进乳腺导管的通畅，减少液体在乳腺内的滞留，从而可能有助于减轻乳腺肿块的感觉。需要注意的是不同情况要不同对待。乳腺疏通按摩对于一些乳腺问题可能会有积极影响，但并不是对所有情况都适用。对于良性肿块、轻微的乳腺不适等，适当的穴位点压和轻柔按摩可能有助于缓解症状。然而，如果肿块伴随疼痛、红肿、发热等严重症状，建议您咨询医生后再决定是否进行按摩。

中医推拿治疗以疏导为主，以通为用，以消为贵。主要使得乳房肿块消散，促进乳房血液循环。推拿手法柔和渗透，可通乳络，散郁结，消肿止痛，同时可减轻乳腺管的压力，缓解了周围血管和淋巴管的压力，对乳房肿块消散起到良好的促进作用。但目前大量临床文献证明，推拿手法对急性乳腺炎的康复效果可靠、明显，但这对于非哺乳期乳腺炎的效果仍未可知。

以下列举了一些常见的乳腺疏通按摩方法及具体操作方式，可供参考。

穴位点压法：点揉膻中、膺窗、乳根、肩井穴。

丁香精油按摩：取 2 mL 丁香精油，双手鱼际环揉膻中穴，由轻至重点按膻中、中府穴，五指朝上提抓乳房，捏住乳房根部各方位抖动。

如需进行乳腺疏通按摩，务必谨慎操作。需要使用温和的按摩手法，避免过度用力，以免引发不适或损伤。也包括以下一些注意事项：

（1）个体差异：乳腺结构和敏感性因人而异。一些人可能受益于按摩，但另一些人可能会感到不适。如果按摩引发疼痛、红肿等症状，应停止操作并咨询专业医生。

（2）谨慎操作：如决定尝试乳腺疏通按摩，请选择适当的时机和合适的手法。使用温和的力度，避免过度刺激乳腺组织。如不能确定操作方法，最好在专业人士的指导下进行。

（3）专业建议：乳腺疏通按摩不能替代医学治疗，如果您有明显的乳腺问题，如肿块、疼痛等，应及时就医寻求专业建议。

　　排残奶是指在断奶后，由于某些原因乳腺内的乳汁没有完全排空，导致乳腺内积存乳汁。自然回乳是一种循序渐进的方法，通过减少哺乳次数，延长哺乳间隔，减少婴儿吸吮对乳头的刺激，从而达到乳汁减少直至完全回乳的目的；而正常的残乳是可以通过 1～2 年的时间自然吸收代谢的。所以并不存在不排残乳就引发非哺乳期乳腺炎的情况。排残奶与非哺乳期乳腺炎之间的关系并不是直接的因果关系，并且目前的临床观察均认为排残奶这样对乳房的外力刺激反而增加风险。上文提到过物理性刺激对于非哺乳期乳腺炎的影响，而排残乳本身就是一个额外的操作，不少操作者未经过系统培训或者手法过重等，反而可能诱发非哺乳期乳腺炎。

　　总结而言，乳腺疏通按摩可能有助于缓解肿块的感觉，但需要谨慎操作并遵循专业指导。排残奶与非哺乳期乳腺炎的发生的因果关系尚无定论。保持良好的乳腺健康习惯，定期就医和关注自身身体变化，对于预防和管理乳腺问题都至关重要。如果需要进行乳房的疏通、推拿、按摩、点穴等操作，也是需要专业医师进行的，而不可自行或者至美容保健机构进行操作。

9. 质地较硬的肿块一定要穿刺吗？穿刺的必要性是什么？

　　非哺乳期乳腺炎表现出来的症状，可以帮助确认自己是否得了该病，避免做很多不必要的检查，比如穿刺。

　　非哺乳期乳腺炎是指发生在非哺乳期／非妊娠期的病因不明的乳房慢性、非特异性炎症疾病，包括乳腺导管扩张症、浆细胞性乳腺炎、肉芽肿性乳腺炎、乳晕下脓肿（Zuska病）等，其中以浆细胞性乳腺炎和肉芽肿性乳腺炎最为常见。既往文献报道，非哺乳期乳腺炎多见于停止哺乳后5年内的女性，而现今本病的发病年龄段进一步扩大，小至十几岁的少女、大至七八十岁的老年女性均有病例报道。

典型的非哺乳期乳腺炎患者发病时大多表现为乳房肿块，肿块质地中等或偏硬，形态欠规则，边界欠清，活动度一般，初起多伴有肿块疼痛，可有腋下淋巴结肿大疼痛。如果没能及时治疗，大多数患者的肿块会出现一处或多处溃破流脓，成脓期肿块局部质软、肤红、有波动感、皮薄欲溃、疼痛剧烈呈鸡啄样，脓出后可缓解疼痛。顺利的话肿块质地逐渐变软、范围也随之逐渐缩小。少数患者可能存在僵块迟迟不消或反复溃破流脓、溃口不收的情况。非哺乳期乳腺炎的病程在1年左右，如果形成瘘管则可能反复发作、迁延难愈。非哺乳期乳腺炎虽然叫乳腺炎，但大多数患者不会出现发热症状，部分可有低热，少数患者会出现>38.5℃的高热，甚至并发结节性红斑（一种发生于皮下脂肪的炎症性结节或斑块，好发于小腿胫前区，也可见于大腿和上肢，少数可见于躯干处，多对称分布，严重者可出现双膝关节和双踝关节红肿疼痛，影响行走）。极少数患者可出现顽固性的咳嗽或头痛。当临床表现非常典型时，穿刺活检或许可以豁免。

什么时候需要穿刺来明确病情呢？这里就要了解一下非哺乳期乳腺炎几个需要关注的临床表现。第一，非哺乳期乳腺炎初期的临床表现如果无明显肿块，仅仅是乳房局部的疼痛，这就较为容易被当做"小叶增生"来处理，直到肿痛进一步加剧，才会被发现。第二，非哺乳期乳腺炎在炎块期（具有明显的肿块），肿块质地较硬则和乳腺癌尤其炎性乳腺癌有相似之处，应当警惕。第三，当经过规范、系统的治疗后，肿块没有缩小或反而增大，肿块质地亦没有变软，或从未溃破，或溃破流稀薄血水时，需要排除乳腺癌的可能性。若出现以上这些情况，请勿耽误诊治，应该在第一时间请专科医生进行判断，决定是否需要穿刺，做哪种穿刺。因此，乳腺肿块穿刺活检术是帮助医患明确病理性质的金标准，对减少误诊误治具有一定意义。当然也并非所有患者都必须进行穿刺活检，应由具有非哺乳期乳腺炎诊治经验的专科医生，结合每一位患者的具体病情、病程演变、辅助检查等综合判断穿刺的必要性和时机，从而保证诊断的及时性和准确性。

10. 脓肿反复，都需要引流吗？

非哺乳期乳腺炎病变组织中可见大量微小脓肿，以乳腺小叶为中心呈蜂窝状排列，脓肿弥漫分布似米粥样，各脓腔之间互不相通。当微小脓肿发生融合，形成大脓腔时，小叶结构消失，乳腺 B 超提示无回声或者混合性回声改变。如果脓肿通向体表，则表现为肿块局部质地渐软，肤色逐渐转红，按之有波动感，疼痛逐渐加重，有刺痛、胀痛、跳痛和灼痛感，类似于小鸡啄米的感觉，有些甚至皮肤光亮、薄如蝉翼，这时应该进行切开引流。随着脓液被放出，疼痛大大减轻，局部可能由高突变平坦或者略微凹陷。但是脓液并非一次就能完全引流干净。我们一般会借助柔软的、有利于引流的脂质水胶体敷料条或者具有中医特色的方便操作的药线将引流口保留一段时间，每天或隔天换药，保持引流通畅，帮助脓液排出。如果这时又有附近的脓肿与之融合相通，则恰好可以从该引流口流出，可谓是一箭双雕。如果脓肿位置较深，且未能通向体表，则很难从乳房外观上观察到，因为刀片从皮肤直达深部的脓肿带来的创伤过大，而且后期换药也会比较麻烦和痛苦，此刻并非切开引流的好时机。这时我们一般不建议切开引流。如果治疗需要将脓肿引出，则一般会在 B 超引导下进行精准抽吸。

对于浅表脓肿来说，反复发作都需要引流吗？如果患者的病灶局限在乳晕区，反复经历乳晕区结块、溃破流脓、结痂，且发病的频率越来越高，此时我们不建议反复切开引流。因为这种情况下，溃口与乳头之间已经形成了瘘管，具有反复发作、迁延不愈的特点。这类患者大多伴有乳头先天性凹陷，只有通过手术切除瘘管、矫正乳头才能治愈。切开引流在此类患者身上只能解决一时的问题，如减轻脓肿带来的疼痛，让此次发病向好。对于并非上述类型的患者，在一次发病中反复出现浅表脓肿，是否都需要切开引流主要由新发脓肿和现有引流口之间是否相通以及经切开引流后病情是否逐渐好转决定。如果新发脓肿和现有引流口之间相通，脓液可以从原引流口流出，则不必再做一切口。如果经切开引流后乳房肿块没有明显的缩小，甚至范围较前增大了，也不建议反复切开引流。首先，这种情况下反复的切开引流不一定能在预期时间内治愈疾病。其次，这样操作会使得乳房有大量零散的不规则瘢痕，如果有瘢痕增生，更是大大影响乳房美观。如果切开引流后病情不见好转，建议患者接受中医特色的化腐清创手术治疗，这样愈后的外形反而更好。

11. 乳房反复化脓是恶性的吗？

非哺乳期乳腺炎会存在乳房反复化脓的情况，这是由于病变腺体中存在许多的微小脓腔、肉芽肿样病灶的情况，因此脓肿呈蜂窝样先后成脓发作，一般来说恶性的可能性较小。如果乳房肿块质地较硬，坚如岩石，皮肤呈紫红色，活动度较差，局部溃破流出为稀薄血水或是腥臭的血性分泌物时，则应注意鉴别乳腺癌。在一些病例报道中，少数乳腺癌合并感染时可能反复溃破流出黄白色脓液，两者更易混淆。因此，乳房反复化脓时应结合病情、演变、B超和磁共振检查等评估乳腺癌的可能性。必要时可穿刺活检明确病理，或脓液找脱落细胞（考虑脱落细胞的假阴性可能，临床诊疗中可多次取样检测）。另外，如果曾经穿刺提示了炎症，但仍然反复化脓破溃、久久不能愈合，且经乳腺专科诊疗一定疗程后未见好转的，需要进行第二次穿刺，甚至手术切除活检。曾有一位患者哺乳期结束后发现了乳房肿物，在外院穿刺2次，病理均为炎性，流出的是黄白色脓液。但常规的乳腺炎治疗未能起效，肿块未见缩小趋势。考虑其肿块体积较大，质地较硬，存在穿刺取材不足、未穿刺到核心病灶以及肿块存在异质性（一个肿物中有多种病变共存）的情况，医生仍然坚持让其做了第三次穿刺，这次是在超声引导下进行的穿刺，最终其确诊为乳腺癌。当然，这种情况是极个别的，无需过度担心。大多数乳房反复化脓还是非恶性的，医生会根据具体情况进行相应的检查，采用合适的治疗方式。

12. 乳房化脓了可以让它自己破溃吗？

乳房浅表成脓后，局部皮肤会逐渐变薄，当皮肤足够薄，脓腔内部压力足以突破皮肤时，便会自行溃破流脓，但是自行溃破可能会存在以下几点问题：第一，浅表脓肿欲溃未溃之时疼痛剧烈，如果等待自行溃破可能要经历一段时间的难以忍受的疼痛。在门诊中经常可以看到一些患者是佝偻着，或者"西子捧心"式托着乳房进来的情况，这是因为脓肿高突，甚至无法穿着内衣，而贴身衣物的摩擦也会产生剧痛所造成的。第二，乳房内部脓肿已经形成，部位尚属浅表，但是皮肤仍然较厚，脓肿始终无法突破皮肤流出，可能导致脓肿由局部向外周扩散，也就是诱发传囊之变，加重病情，部分患者可能因为引流不通畅，脓液积聚出现发热等症状。第三，如果任由它自行溃破，溃破面可能较大，并且无法控制溃破的位置，从而形成更大的瘢痕。另外，如果溃口位于高位则不利于脓液引流，脓液会被皮肤像袋子一样兜在里面，称之为袋脓。乳晕区及乳晕周围的脓肿占非哺乳期乳腺炎脓肿的大部分，这类患者如果适时做一个低位的、乳晕缘的切口，一方面引流通畅，另一方面愈后外形美观。如果等待自行溃破，部分患者可能会出现乳晕局部高突，乳头被挤压至一侧，疼痛难忍的情况，即使溃破流脓后皮肤也会如同产后妈妈的肚子一般需要时间来修复。因此，建议如果出现了皮肤转红、局部渐软、按之有波动感时及时就医，让医生判断是否需要切开引流以及切开引流的时机，大部分情况下切开引流会比自行破溃更具优势。万一错过就医机会，脓肿已经溃破流脓，也无需紧张，用乙醇棉球或碘伏棉球稍作消毒，覆盖无菌纱布以保护疮面，并即时就医，避免溃口引流不畅而病情持续，或是处理不当引起的感染。

13. 为什么要做乳腺脓肿切开引流术？乳腺脓肿切开引流术切口有什么讲究吗？

乳腺脓肿切开引流术虽然不能根除病灶，但是可以通过排出脓液减小脓腔压力从而缓解局部疼痛，并且可以泄其脓毒，减轻局部的炎症反应，缩短病程，避免出现脓肿由局部向外周扩散的情况，导致传囊之变。如果引流通畅并且没有其他加重因素的话，肿块会逐渐缩小变软。许多患者在听到要做乳腺脓肿切开引流术时会感到害怕，会有许多的疑问：痛不痛啊？局麻还是全麻？要住院吗？但是大部分的患者在做好脓肿切开引流术后表示没有自己想象的那么可怕，切排后会觉得整体的疼痛感轻很多，局部的肿块也会有不同程度的缓解，仅在局麻时感到短暂的胀痛和刺痛。乳腺脓肿切开引流术 10 分钟左右即可完成，是一个非常小的手术操作。虽说乳腺脓肿切开引流术操作简单，但是切口的选择还是有讲究的，应在皮薄、波动感及压痛感最明显处切开引流，根据实际情况稍作调整。脓肿在乳房部应做低位、弧形或放射状切口，乳晕部宜在乳晕旁做弧形切口，切口在 1 cm 左右，直达脓腔后可以用血管钳轻轻探查创腔，充分打开脓腔间的间隔使引流更为通畅。切排口大多愈合良好，若无瘢痕增生，瘢痕颜色会逐渐变淡。

14. 切排后如何换药？居家如何换药？

切排后换药的总体原则是保持引流通畅。医生会根据脓腔大小、脓液质地和脓液的量，采用不同的换药方式。如果患者脓腔较大，脓液量较多、质地较稠厚时，建议每天或隔天至医院换药，可以用生理盐水或康复新液等冲洗疮腔，将未排净的或新产生的污秽之物排出疮腔，之后用换药镊将柔软的脂质水胶体敷料条塞入疮腔，部分留在疮腔外面，外敷药膏固定，达到保持引流通畅的目的。除了脂质水胶体敷料条以外，我们还有具有中医特色的药线引流法。药线又称药捻、纸捻，我国晋末就已将纸捻用于脓肿引流，至宋朝，药线引流已广泛应用于外科临床，《太平圣惠方》中记载："治诸痈肿，破成疮口，脓带清薄……如疮口深，作纸纤子，引散入疮口里面候肉生，即合疮口。"药线的好处：第一，可以按临床实际需要，将桑皮纸裁成适宜的宽窄长短，搓成粗细长短不同的绞形药线，尤其对于疮口较小而疮腔较深者具有明显优势。第二，药线使用前质地较硬，可以非常容易地插入疮腔，在腔内遇水后变得柔软，几乎无疼痛感，患者自己也可以操作。第三，可以用药线蘸取红油膏、九一丹等插入疮腔提脓祛腐。

如果患者脓腔较小时，可以指导患者自行换药。每天换药一次，换药前注意手部消毒，换药时使用一次性医用物品。首先取出疮腔内的药线，然后用乙醇棉球或碘伏棉球消毒疮周及疮口两遍，必要时用一次性注射针筒（弃去针头）抽取少量康复新液往腔内冲洗，冲洗后轻轻按压疮腔，之后将新的药线插入疮腔，留一小部分在疮口之外，将留出的药线末端向疮口侧方向下方折放，以一小段胶带固定，注意胶带不可以将疮口盖住，最后疮口可以 24 小时薄敷龙珠软膏，其余肿块处可厚敷金黄膏、青黛膏或冲和膏等。排出剩余药线包装内的空气，用胶带密封保存。注意在引流期间应始终留置药线，否则疮口可能在较短时间内缩小，导致引流不畅或药线无法插入。换药过程中有任何疑问应及时就医，并且应在医生嘱托的时间内复诊，调整换药方式。一般来说，选择的药线会随着时间推移逐渐变细变短。当药线堵住疮口，脓液无法流出时，应换更细小的药线插入。如脓水已尽，流出少量淡黄色黏稠拉丝液体时，不可再插药线，否则影响收口时间，具体时机由医生判断。不插药线之后，疮口局部可以薄涂龙珠软膏或白玉膏收口。

15. 一般切开引流后多久能好呢?

一般切开引流后至少保持引流 1~2 周,当脓液较多或有其他脓腔与原脓腔融合时会延长至 1~2 个月,具体以脓液排尽的时间决定。当疮口流出少量淡黄色黏稠拉丝液体时,不可再插入引流条或药线,否则会影响收口时间,甚至有患者因常住地距离医院较远,2~3 个月才来复诊,反复自行配药换药,反而导致了乳腺窦瘘的形成。一般来说,在医生指导下正确换药、在合适的时间停止引流,只要疮腔周围没有新的脓肿与之贯通,疮口会最终愈合,但整体疾病的痊愈时间与切开引流无明显关联。部分患者可能会经历多次切开引流,部分患者切开引流后肿块未见缩小变软或反而增大,则建议放弃内服外敷 + 切开引流的治疗方式,而采用切开扩创手术治疗。此处的切开扩创手术,在具体操作时也需要充分考虑预后预防复发和乳房外形。

16. 为什么会出现此起彼伏的破溃? 溃后反复不好, 医生诊断为乳腺窦道, 这又是什么病?

浆细胞性乳腺炎是乳腺组织的炎性病变,炎性渗出细胞以浆细胞为主。西医学认为,由于乳头凹陷或乳腺导管堵塞,乳腺导管上皮细胞脱落及大量脂类分泌物积聚于导管内而导致其扩张,积聚物分解产生的化学性物质刺激导管壁而引起管壁炎性细胞浸润和纤维组织增生,甚至腐蚀管壁,造成导管壁破损,病变逐渐扩展累及部分腺叶而形成肿块。

浆细胞性乳腺炎如果没有得到及时治疗,如乳管内分泌物淤积堵塞，管内物质外溢引起自身免疫反应，导致乳房部或乳晕部漏局部反复红肿疼痛，出现此起彼伏的肿块溃破，疮口常流乳汁或脓水，经久不愈，当病情发生到一定程度的时候就会形成窦道。

乳腺窦道是乳房部或乳晕部的疮口溃脓后，脓水淋漓，或夹杂有乳汁或败絮样物或粉渣样物，久不收口而形成管道者，只有外口而无内孔相通的病理性盲管称为窦道。乳腺窦道可由急性乳腺炎、浆细胞性乳腺炎、乳腺结核等引起，或由乳房乳晕部外伤、手术等引发，导致乳房局部慢性感染，纤维组织增生过多，疤痕形成，在乳腺组织与体表之间形成相通的病理性通道，伤口久不能愈。窦道在乳房疾病中所占比例虽然较小，但其病程长、易反复、疮口经久不敛，给患者的生活和工作造成极大的不便。

任何疾病或因某些疾病服用药物导致的高泌乳素血症都有可能诱发浆细胞性乳腺炎，如垂体微腺瘤、下丘脑肿瘤、乳溢综合征、患有精神疾病长期服用相关药物等。高泌乳素血症是指非妊娠期、产后停止哺乳 6 个月后由于各种原因所致外周血 PRL 水平高于 25 µg/L，造成下丘脑—垂体—性腺轴功能失调的疾病。若这些原发疾病未能控制，长时间影响下丘脑—垂体—性腺轴功能，则会影响浆细胞乳腺炎的治疗，也会出现乳房部反复红肿热痛甚至溃破引起窦道。又或者乳头先天性凹陷的人，因为乳头局部的结构畸形，乳腺导管迂曲，导致分泌物积聚，继而诱发导管周围炎症，迁延不愈，形成了一条病理性通道，则需要手术切除，另外可进行乳头矫形手术，矫正凹陷的乳头，减少疾病的复发。

17. 一定需要手术吗？如果手术需要多长时间？

并非所有的浆细胞性乳腺炎患者都需要手术才可治愈，绝大部分患者可通过药物＋脓肿引流缩小病灶直至症状完全缓解。西医常用类固醇激素、抗分支杆菌等治疗控制病灶；中医认为，浆细胞性乳腺炎以"消"为主，采用内外治相结合，未溃重内治，已溃重外治，每2～4周为一个周期对患者病情进行阶段性评估，如用药后症状渐轻，则可继续采取中药保守治疗，若病情加重，结块反复肿痛或化脓、溃破，经久不愈，或结节红斑等并发症状明显影响生活者，则需及时进行手术治疗。

中医外科的手术方式也有多种。不同于西医常规的肿块切除缝合术对切口的要求"大"，切除范围要求"广"，中医通过分期外治，在脓肿期、瘘管期根据不同情况可采用不同手术方法，如切开排脓法、切开扩创法、拖线法、乳头矫形法、区段切除缝合法等。

中医外科理念下的手术多数是小切口开放式扩创引流术，术后配合使用中医外治法及外用药物，有效清除残留于乳房内的坏死物质及分泌物，每日换药直至创面愈合，充分体现了中医综合治疗切口小、形损少、复发率低的优势。对于病灶及皮损范围大的复杂性浆细胞性乳腺炎，则需入院手术，通过切开扩创，尽量选择小的手术切口，深入乳房内部清除病灶，尽可能地保留正常腺体组织与乳房皮肤，通过3～4周的换药，促愈合的同时最大可能地确保乳房外观，保证疗效的同时做到损伤最小。

18. 病灶切除手术是否可以根治？是否需要全乳切除？

病灶切除手术是一种能够帮助患者彻底清除病灶的方式，但是在进行治疗时必须选择适宜的时机，若病灶切除不彻底，则有可能导致病灶的再次复发，而切除范围大则乳房缺损、变形明显。若对疑有癌变的肿块，宜先作肿块空芯针穿刺活检或术中送冰冻切片检查，确诊后制定相应手术方案，以避免误诊而行不恰当的手术治疗，或延误病情。

本病虽为良性，但病灶范围大且脓腔和肉芽肿均散在分布，通常皮下脂肪层及胸大肌筋膜也常被累及，病灶无明显边界，若术中病灶有残留则术后容易复发，因此术前进行乳腺增强磁共振检查对病灶进行仔细评估和定位显得尤为重要，有助于明确手术过程中病灶的清除范围，以免术中遗漏病灶。同时，术中还需通过"摸"和"看"仔细探查病灶有无残留，病灶的切除范围至少离正常组织 1 cm 距离，在不残留病灶的原则下，尽可能地保留正常乳腺及脂肪组织，对防止术后复发尤其重要。

对于病灶超过 1/2 乳腺体积者，则采用"彻底切除病灶 + 皮瓣转移术"，乳房美观度高。而对肿块内有程度不等的微小脓肿形成者，乳腺区段切除术、皮下腺体切除术、单纯乳房切除术等虽然是一种快速且有效的治疗手段。但国外研究显示该病具有一定自限性，平均病程 14.5 个月后可自行缓解。因此，选择该手术方式，需充分告知患者并尊重患者的意愿，并作为最后治疗方案。张智等的研究对非哺乳期乳腺炎的外科治疗原则进行了总结如下：第一，对于非哺乳期乳腺炎炎症较重、范围较广的非哺乳期乳腺炎患者应施行乳腺区段切除或更大范围的乳腺病变组织加部分周围正常组织的切除，其他患者应根据病情先行抗炎治疗待病灶缩小后再行手术，或先进行脓肿切开引流，而后再行二期手术治疗。第二，对于病灶的切除力求完全，施行区段切除或更大范围的乳腺病变组织加部分周围正常组织的切除。第三，对于病灶切除后将留下巨大创面而严重影响乳腺外形者，应用"随意皮瓣"转移术。第四，所有患者术中均应行乳晕下荷包缝合，闭合乳腺导管并乳头整形。目前临床上该病治疗方式主要采用手术治疗为主，但就选择何种手术方式，应视患者病情而定。

对于全乳切除可谓是过度治疗，将严重影响患者乳房外形。根据乳房外形美学效果按照 Harris 标准评价，其中优秀：治疗后的乳房在大小和形状上与对侧乳房形状几乎相同；良好：乳房的回缩和（或）皮肤变化的累及不到原来的1/4；一般：乳房的回缩和（或）皮肤变化的累及1/4～1/2；差：乳房畸形累及1/2以上。

彻底清除病灶及乳晕区扩张导管是必要的，但术中应注意保留乳晕区一定厚度的乳腺组织，如剥离太薄可能导致术后乳头、乳晕的缺血坏死，本病病灶范围大，完整切除病灶后往往造成较大的组织缺损，可通过术中周围腺体组织瓣转移填充缺损部位来保留乳房外形，分别在皮下锐性及乳后间隙钝性游离周围正常腺体，以满足游离腺体瓣的血供需要，通过旋转、移位游离组织瓣填补乳房缺损，并间断缝合固定腺体瓣重塑乳房外形，以使术后双侧乳房基本对称，不影响术后乳房外观，让患者自信生活，尽力做到真正的治愈。

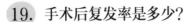

19. 手术后复发率是多少?

浆细胞性乳腺炎很少能不治而愈,保守治疗效果欠佳,易复发。据文献报道,浆细胞性乳腺炎的患者在术后 2~18 个月复发率为 36.8%,并不是说这个病容易复发,而是手术没有能彻底清除病灶。对于反复发作有瘘管的患者,应在术中通过球头银丝等定位方式找到瘘道并切除。而极少数患者双乳反复发作、乳房变形严重的,则可经过沟通后采用乳房单纯切除术来治疗。

手术后复发,接受二次手术治疗,其原因可能为病变切除不彻底,也可能因为病程长、病情重导致。因此,治疗肿块型浆细胞性乳腺炎患者的关键是手术彻底切除病变,并要掌握适当的手术时机和正确的术式,早期诊断治疗可以提高患者手术成功率,减少患者痛苦,缩短病程。

浆细胞性乳腺炎是由乳腺导管内分泌物过量积聚,积聚物分解产生化学性物质刺激导管壁而引起管壁炎性细胞浸润和纤维组织增生,进而引起炎症表现的一种疾病。有腺体存在就有导管内分泌物过量积聚的可能,就有可能诱发炎症,从而导致浆细胞性乳腺炎的复发。临床治疗旨在降低浆细胞性乳腺炎复发的概率,即使是皮下腺体切除(保留乳头乳晕)这样的治疗方式,也无法确保绝对不复发。

理论上,有腺体、导管存在,就有复发的可能,只是不同的治疗方式、患者生活习惯等,复发的概率有高低。有研究报道病灶切除并缝合后复发的概率大约是 20%,龙华医院中医乳腺科在既往的病例资料统计中发现,通过顾氏特色化腐清创法治疗非哺乳期乳腺炎,复发率在 6% 左右。

中医外科理念下的手术多数是小切口开放式扩创引流术,

术后配合使用中医外治法及外用药物，有效清除残留于乳房内的坏死物质及分泌物，每日换药直至创面愈合，充分体现了中医综合治疗切口小、形损少、复发率低的优势。

20. 手术后需要使用抗生素吗？会不会有感染的风险？

浆细胞性乳腺炎中西医治疗方法不同，2016 年中华预防医学会妇女保健分会乳腺保健与乳腺疾病防治学组发布的非哺乳期乳腺炎专家共识中指出，本病在未知感染菌种和药敏结果之前，可采用大剂量联合广谱抗生素治疗；获得药敏结果后，依药敏结果选用敏感的抗生素。而中医指南则主张采用切开排脓法、药线引流、冲洗法、生肌法等发挥提脓去腐和清创引流的作用，促使内部创面愈合，缩小瘢痕。

中医药治疗浆细胞性乳腺炎分为内治和外治两大类。在中医理论指导下进行的内治和外治一般都无需使用抗生素、激素，也避免了此类药物使用过程中对人体产生的不良反应，如抗生素耐药、激素长期使用后的血糖不稳定、满月脸、肥胖、骨质疏松等情况。

而对于脓肿期和瘘管期患者由于局部症状较为明显（合并局部红肿胀痛）甚至出现全身症状（发热、寒战）表明合并有细菌感染，需行脓液或瘘管分泌物细菌培养 + 药敏试验，选择敏感抗生素抗炎治疗，必要时先行脓肿切开引流后待病灶炎症减退、恢复形成肿块后再行手术切除；肿块期患者根据术前是否合并有肿块处红肿、胀痛症状，一般不使用抗生素；脓肿期和瘘管期患者常规行脓液或瘘管分泌物细菌培养 + 药敏试验，选择敏感抗生素抗炎治疗。

在术后处理过程中还应注意合理使用抗生素原则，由本病发病机制可知其属于非特异性、无菌性炎症，早期并没有细菌感染，因此可不使用抗生素，中医理论指导下的外科手术后可通过外用药物祛腐生肌，有效清除残留于乳房内的坏死物质及分泌物，以促进切口愈合。若发展至脓肿期时，由于继发细菌感染，应在细菌培养＋药敏试验的前提下，针对性选择敏感有效抗生素治疗。

21. 手术会影响日常生活吗？手术后多久可以恢复？

在临床上会遇到一些患者，在达到手术指征后，仍不愿采取手术治疗而在门诊继续保守治疗，一方面是认为手术住院时间久，请不出假；另一方面觉得这是个大手术，有手术风险，惧怕疼痛，且可能影响自己未来的日常生活。其实，非哺乳期乳腺炎手术痊愈后不会影响日常生活。在手术后的1周内，手术创面容易出血，应该减少手术侧上肢的大幅度活动及用力，切忌做撑床或提重物等动作，在此期间如果有便秘情况也应及时和医生沟通，不可临厕努挣。在手术后的2周内，术后创面渗出较多，可以见到患处纱布被浸湿的情况，这是正常现象，如无明显出血表现，则不必惊慌，医师会每日更换内外敷料，保持患处的清洁。因为每个人的病灶范围不同，所以术后创面大小也不同，一般术后2周创面开始愈合，此时疼痛开始减轻甚至消失。平均来说，术后4周患者可以出院，此时患者创口往往趋近闭合，患者可在家自行消毒创口周围皮肤并更换外敷料，至2个月左右创口完全闭合。后续需定期门诊随访3~6个月。在创口完全闭合前，创面不宜碰水，防止感染。

虽然手术不会影响日常生活，但在日常生活中也应避免非哺乳期乳腺炎的危险因素如外力撞击或压迫乳房，心情忧郁，长期高脂肪、高蛋白质以及油腻、辛辣食物，含雌激素的药品及保健品等。

22. 乳头先天性凹陷与这个病的关系，需要手术矫正乳头吗？

临床上可见部分非哺乳期乳腺炎患者伴有先天性乳房凹陷，研究也表明，乳头发育不良、乳头结构异常、乳头颈短、乳头凹陷等容易造成乳管内脂质样分泌物的堆积，是本病的危险因素之一。这造成了伴有乳头凹陷的健康女性的恐慌，我的乳头凹陷，是不是就会引发可怕的浆乳？乳头矫形器的广告效果很好，我是不是应该尝试？是不是应该主动去通过手术矫正乳头，防患于未然？先天性乳头凹陷的女性朋友们，大可不必恐慌，多数先天性乳头凹陷的女性，终其一生也不会发患哺乳期乳腺炎，但是对于乳头凹陷伴导管内分泌物较多的女性，则需注意日常的清洁，避免乳头部分分泌物堆积，而使乳管内分泌物不能排出，进而产生炎症。乳管内分泌物多可表现为乳头感觉湿湿脏脏的，有时乳头可见白色粉渣样物，这类人群在洗澡时也需注意乳头的清洁，用温水轻轻洗去污物，也可用湿润的棉签擦去污物，注意动作的轻柔。此外，减少高脂肪、高蛋白质以及油腻、辛辣食物的摄入也可以减少乳管的分泌。

谨慎采取乳头矫正器和手术矫形的方法来矫正凹陷的乳头，使用乳头矫形器方法不当，太强的吸力反而会造成不必要的乳管损伤；手术矫形可能只能起到改善乳头外形的作用，对于乳头下乳管的畅通并无帮助。但对于明确乳头凹陷导致非哺

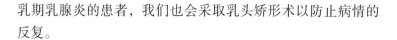

乳期乳腺炎的患者，我们也会采取乳头矫形术以防止病情的反复。

23. 如何判断为痊愈？

非哺乳期乳腺炎的特点是病程较长，往往迁延难愈，病情容易反复。那么什么时候算是痊愈，可以停止治疗？在服用中药及外敷药膏一段时间后感觉红肿热痛不明显，结块也缩小了很多，但是遗留了一个不痛不痒的小块，这是不是痊愈了呢？有的患者局部皮肤破溃，有时有液体流出，后来溃口自己闭合了，摸着肿块也不是很明显了，这是不是痊愈了呢？判断是否痊愈需满足几个条件，一种是通过 B 超、磁共振等影像学检查，检查报告上提示无病灶残留；另一种是临床症状消失，触诊摸不到结块，原有的溃疡或疮口愈合，这种情况即使影像学上仍可见散在微小病灶，但只要半年内没有病情的反复，也可以认为是痊愈。微小病灶会随着时间慢慢吸收，最终达到完全痊愈。

24. 什么时候可以考虑妊娠？得了这个病还可以继续哺乳吗？手术后影响哺乳吗？

非哺乳期乳腺炎治愈后多久可以妊娠，目前未见文献报道。虽然非哺乳期乳腺炎本身不会影响生育系统功能，但该病病程较长，用药较复杂，有些药物对胎儿有不良影响，所以对生育本身的影响当咨询医生结合使用的药物给出建议，等药物代谢完全后再考虑妊娠，一般建议停药半年以上再生育。有些妈妈担心妊娠造成体内激素水平的变化，可能导致非哺乳期乳腺炎的复发，但从临床观察来看，妊娠并非引起本病发生或复发的主要因素，很多患者在病愈后再次怀孕，都能正常度过整个妊娠期。

是否可以哺乳主要与非哺乳期乳腺炎所造成的乳腺损伤的部位及范围、乳腺结构发育是否良好等相关，需结合个体具体情况咨询医生的建议。对于病变范围广泛的患者，疾病可能导致乳腺主导管的损伤，手术范围较大，遗留健康乳腺较少都可能导致再次哺乳时出现乳汁量少，乳汁排出不畅、淤积于乳房的可能性。而对于病灶较为局限的患者，对主导管损伤较小，即使手术过，仍可以进行哺乳，但在哺乳期间应该加强调护：保持乳头、乳晕清洁；对有乳头内陷情况者在产前开始矫正；正确哺乳，避免婴儿含乳而睡；避免乳汁淤积，及时用吸奶器或手法排乳帮助乳汁排出；防止乳头破损；注意婴儿口腔卫生；选择柔软合适的文胸等。

25. 这个病会遗传吗？

目前研究指出，增加非哺乳期乳腺炎的患病风险的因素主要为能够引起乳腺导管阻塞、导管扩张，以致导管内分泌物潴留不能排出的因素，如乳头凹陷或乳头发育不良、哺乳障碍、哺乳时长<6个月、乳汁潴留、乳晕区域创伤或手术、乳管退行性变、束胸、吸烟、性激素水平失调、长期服用抗精神疾病药物等。中医认为，先天不足，情志不畅，大量吃发物或油腻、高蛋白质、高脂肪的食物及甜食，劳累等可诱发本病。但未见遗传与该病相关性的报道，临床追问病史也少有母亲患非哺乳期乳腺炎的情况。

26. 如何打破就诊难题？为什么好多人都不知道非哺乳期乳腺炎？

虽然大家在病友群或医院就诊时发现原来有好多同病相怜的患者，但其实，非哺乳期乳腺炎目前仍是少见病，国外文献报道其发病率仅占乳腺良性病变的 4%～5%，近年来国内发病率呈上升趋势，国内该病占乳腺良性病变的发病率可达 7.5%。一方面该病发病率低，另一方面该病是良性乳腺疾病，所以公众对其关注较少，相关研究也较少。这也是有些医生不知道非哺乳期乳腺炎，造成误诊或延误病情的原因。由于临床研究较少，目前该病为什么会发生，其具体的致病机制是什么仍不明确，这也造成了临床对诊断和治疗手段较难统一。虽然目前非哺乳期乳腺炎仍面临困境，但近几年公众也对其逐渐重视，相关研究逐年增多。提高公众对该病的认识非常重要。公众不仅可以通过书籍、文章、义诊等传统手段，也可以通过短视频、电视、推文等新媒体手段，获得对该病的基本认识，减少走弯路。相信随着对非哺乳期乳腺炎的临床和科学研究不断增加，未来会有更丰富、更规范的治疗方式。

27. 发病时可以剧烈运动吗？

非哺乳期乳腺炎发病时不建议剧烈运动。非哺乳期乳腺炎常见的临床表现为乳晕部或乳房部的结块，结块红肿疼痛，甚至可见局部皮肤破溃流脓。一般全身症状较轻，部分患者可有高热，下肢皮肤结节、红斑及关节疼痛。对于伴有全身症状的患者，其身体状况已不适合运动，而对于仅有乳房部症状的患者，剧烈运动一方面会造成患处的牵拉，患者患处此时炎症反应剧烈，血管脆弱而丰富，剧烈运动造成局部血管破裂，有出血及加重疼痛的风险；另一方面对于皮肤破损的患者，溃破后的疮面需要保持干燥，避免伤口被水和汗水浸湿，以免造成继发感染加重病情。此外，剧烈运动加大了外力撞击和挤压乳房的风险，得不偿失。在患病期间，虽然不能剧烈运动，但可以做一些适度的较轻松的运动如散步、瑜伽、太极拳等，并注意量力而行。需尽量避免造成乳房活动及牵拉较大的运动如跑步、举重、打球等。

28. 中医如何认识非哺乳期乳腺炎？

非哺乳期乳腺炎属于中医"粉刺性乳痈"范畴，在中医古籍中没有见到非哺乳期乳腺炎的相关记载，1958年顾伯华老中医根据其治疗多例非哺乳期乳腺炎的经验，在国内首先将本病形成瘘管时命名为"慢性复发性伴有乳头内缩的乳晕部瘘管"，至20世纪80年代，顾伯华、陆德铭等因该病常常可见从乳头孔排出或脓液中夹杂有粉渣样物的特点，首次在《实用中医外科学》一书中将本病命名为"粉刺性乳痈"。中医认为，非哺乳期乳腺炎的发生因先天不足，素有乳头凹陷，复因情志不舒，肝郁气滞，营血不从，或复因饮食不洁，脾胃湿浊壅滞，导致气血瘀滞，痰瘀交阻，凝聚成块；郁久化热，蒸酿肉腐而为脓肿，出现红肿热痛表现，甚至化脓溃破，溃后成漏；亦可因气郁化火，迫血妄行而见乳头衄血。总的来说，本病多由于肝经之气郁，阳明之火热，相互郁结，致使经络阻塞，营气不从所致。本病的患者有些平素性情多急躁易怒，发病前常有情志不畅、焦虑不安等肝气郁结的症状。另外，有些患者常过度食用肥腻、重口味的食物、甜食或发物，导致胃肠积滞。这些都是非哺乳期乳腺炎的发病原因。根据非哺乳期乳腺炎的临床表现，中医将其辨证分为肝经郁热证、余毒未清证和痰热瘀结证三型，并根据不同证型和疾病的不同阶段采取对应的内服中药及外敷药膏治疗。中医药在治疗非哺乳期乳腺炎方面积累了丰富的经验，具有创伤小、乳房外形改变小、瘢痕少、疗程短、复发率低的优势。

三、其他乳腺问题

1. 什么是乳腺结节，乳腺结节是怎么产生的？

乳腺结节是一种常见的乳腺疾病，指的是乳腺组织中形成的小肿块或囊块，一般指不能扪及肿块，但超声检查发现的小低回声病灶或乳腺 X 线检查发现的小致密影，一般小于 1 cm，多数是乳腺组织导管和乳小叶在结构上的退行性病变及进行性结缔组织的生长。乳腺结节可以是单个的，也可以是多个的。它们通常是良性的，但在一些情况下也可能是恶性的。乳腺结节在不同年龄段的女性中都会出现，尤其是在青春期和更年期前后比较常见。

乳腺结节是个宽泛的概念，除了增生结节，还可能是乳腺纤维腺瘤、导管内乳头状瘤、积乳囊肿、脂肪坏死等良性病变。可大致分为两类：囊性结节和实性结节。

（1）囊性结节是由乳腺内的囊肿形成的，其内部充满了液体。囊性结节通常是圆形或椭圆形的，质地柔软，可以通过触摸感到明显的液体波动。囊性结节在月经周期的不同阶段可能会发生变化，妊娠和更年期期间也会有影响。

（2）实性结节是由乳腺内的实质组织形成的，质地较硬。实性结节可能是由于乳腺中的腺体增生而形成，也可能是由于乳房的纤维组织增生导致。实性结节通常质地较硬，可能在触摸时产生不适或疼痛感。

正常情况下，乳房组织会有一些小结节或囊肿存在，但通常不会引起任何症状或不适。需要强调的是，虽然大多数乳腺结节是良性的，但仍存在恶性的风险。当自我检查时，可以通过触摸乳房检查是否存在任何肿块或异常感觉。如果发现任何异常，建议及时就医进行进一步的评估。医生可能会通过体格检查、乳腺超声、乳腺 X 线摄影以及必要时进行乳腺活检来确定结节的特性并作出正确的诊断。

乳腺结节的产生受到多种因素的影响。

首先，激素变化是乳腺结节产生的主要原因之一。女性的乳腺组织对激素特别敏感，尤其是雌激素和孕激素。在月经周期、怀孕、哺乳以及更年期等生理阶段，女性体内的激素水平会发生变化。这些激素的波动可能会引发乳腺组织的增生，进而形成结节。这种激素依赖性的生理变化是正常的，但在某些情况下可能会导致结节的过度增生。

其次，年龄因素也对乳腺结节的产生有影响。在青春期和更年期前后，乳腺组织的结构和功能会发生变化，这与乳腺结节的形成密切相关。年轻女性往往更容易形成结节，但随着年龄的增长，乳腺组织的变化逐渐减弱。

遗传因素在乳腺结节的产生中也扮演一定角色。如果家族中有乳腺结节的病例，个体可能更容易受到遗传因素的影响，从而增加了形成结节的风险。遗传因素可能影响乳腺组织对激素的反应以及乳腺结构的发展。

健康习惯在预防乳腺结节方面具有重要作用。保持适度的体重和均衡的饮食有助于维护激素平衡，从而减少结节的形成风险。规律的锻炼不仅可以提升身体的整体健康水平，还可以促进新陈代谢，有助于维护乳腺组织的健康。此外，注意减少生活中的压力，保持良好的心理状态，也能对乳腺健康产生积极影响。

综上所述，乳腺结节的产生是一个多因素的过程，涉及激素变化、年龄、遗传、健康习惯等多个因素。通过保持健康的生活方式，定期关注乳腺健康，并遵循医疗专家的建议，可以降低乳腺结节的风险，保障女性乳腺健康。

2. 有乳腺结节也就算了，为啥会痛啊？

女性乳腺结节非常常见，有些结节会伴有疼痛，有些结节不会感到疼痛，例如，乳腺增生结节患者会有乳房疼痛，乳腺纤维瘤和乳腺癌一般情况下不会引起疼痛。

乳腺结节疼痛的原因是复杂的，包括以下几个方面：

（1）结节的生长和扩张：乳腺结节是乳腺组织中的一种良性肿物，由于结节的生长和扩张，会对周围的组织和神经产生压迫和刺激，导致疼痛的出现。

（2）结节与乳房内其他组织的相互摩擦：乳腺结节的位置和大小会导致其与乳房内的其它组织如脂肪组织、血管等相互摩擦，从而引起乳腺的疼痛感。

（3）结节与乳腺内血液循环的改变：乳腺结节的存在可能会对乳腺内的血液循环产生一定的影响。血液循环的改变可能会导致供血不足或血液淤滞，进而引起乳腺的疼痛。

（4）激素水平的变化：女性的乳腺受激素的调节非常敏感。激素的波动可能会影响乳腺组织的生长和代谢，从而导致乳腺结节出现疼痛。特别是在月经周期中，雌激素和黄体酮水平的变化会使乳腺结节的疼痛加剧。

（5）炎症和感染：乳腺结节可能是炎症和感染导致的。炎症和感染会引起乳腺组织的充血和渗出，导致疼痛的出现。

（6）精神压力和情绪因素：有研究表明，精神压力和情绪波动可能会引起乳腺结节的疼痛，这与乳腺的神经系统紧密相关。许多女性在精神疲劳、情绪低落、焦虑或生气时会出现乳腺疼痛。

总结起来，乳腺结节疼痛的原因是复杂的，可能与结节的生长、组织摩擦、血液循环改变、激素水平的变化、炎症感染以及精神压力等多个因素有关。要准确判断疼痛的原因，需要进行相关的医学检查和评估。如果出现乳腺结节疼痛的情况，建议及时就医，接受专业的诊断和治疗。

不管患者有没有乳腺结节疼痛的情况出现，首先应该做的就是改变以往不良的生活习惯，调整心情，合理饮食，并选择正确的治疗方法，及时治愈乳腺结节。

3. 得了乳腺结节，到底要不要马上手术啊？手术能根治吗？会复发吗？

乳腺结节是否需要马上手术，这要根据结节的性质、大小、症状以及其他的相关因素来决定。绝大多数乳腺结节是良性的，可以通过定期检查和随访来观察其动态变化，并不需要紧急手术治疗。一般来说，对于较小的、无疼痛的、结合其他辅助检查结果 BI-RADS 判断为良性可能大的结节，可以选择保守治疗，如定期随访和观察。如果结节有增长较快、质地偏硬、疼痛明显等变化、恶变风险增高，可能需要进行进一步的检查，包括乳腺超声、乳腺穿刺活检等。医生会根据检查结果结合患者的年龄、病史、症状等因素，制定最合适的治疗方案。

手术可以根治乳腺结节，即通过手术将结节完全切除。手术的主要目的是提供组织学诊断，主要考虑如下几种情况：

（1）明确诊断：有时候通过乳腺结节的体检或者影像学检查，无法明确结节的性质。为了明确结节是否为恶性，医生可能会建议进行手术，以获取组织学诊断。

（2）症状严重：如果乳腺结节导致明显的疼痛、不适或者影响患者的生活质量，手术可能被考虑为缓解症状的治疗方法。

（3）结节不断增大：如果乳腺结节持续增大或迅速增长，有可能是恶性的风险增加，医生可能会建议手术治疗，以排除恶性病变。

（4）手术的选择性：对于一些具有高度恶性风险的乳腺结节，即使结节体积较小，也可能建议行手术。例如，一些乳腺癌家族史、*BRCA1* 和 *BRCA2* 突变携带者，以及某些高度疑似恶性的临床表现。

乳腺结节手术后是否会复发？是许多患者较为关心的问题。需要注意的是，手术能将肿瘤完全切除，以达到根治的目的。只有在原来手术部位重新长出结节才称为复发，在同侧乳房其他部位或是对侧乳房出现结节都称之为原发。然而，手术并不能保证乳腺结节不会复发。乳腺结节的复发与多种因素有关，但是，及时接受规范化的治疗，并进行定期随访和筛查，可以有效降低乳腺结节的复发风险。

乳腺结节是否需要手术的决定应该是一个个体化、综合评估的过程，应该由医生根据患者的具体情况进行决策。如果您发现乳腺结节或有疑问，建议及时就诊，并与专业医生进行详细的沟通和咨询，以获得最合适的治疗方案。

4. 手术后留瘢了怎么办？如何尽量保证乳房外形美观？

乳腺结节手术后通常会留下一定的切口瘢痕，但是现代医学技术和手术方法的不断进步已经使得乳腺结节手术的瘢痕变得更加隐蔽和美观。以下是关于如何尽量保证手术后外形美观以及如何处理留下的瘢痕的建议：

（1）寻求专业的医生和医疗机构：选择有经验和专业的乳腺外科医生进行手术，他们能够在手术过程中更加注重外貌美观，会尽可能选择保留正常组织的手术方法，以减少对乳房外形的影响，并采用先进的缝合技术来减少瘢痕的产生。

（2）合理的术后护理：术后要按照医生指导进行正确的伤口护理，包括定期更换敷料、保持切口清洁干燥，并注意避免刺激伤口的因素，例如摩擦、挤压等。

（3）使用瘢痕治疗产品：在手术后，可以选择使用一些瘢痕治疗产品来促进创面愈合和减少瘢痕的产生；此外还有减张贴或减张器帮助减小切口对合张力过大导致的疤痕增宽。

（4）美容手术或治疗：如果手术后的瘢痕对外貌产生显著影响，可以考虑进行一些美容手术或治疗来改善瘢痕的外观。常见的方法包括激光治疗、微针治疗、填充物注射等。

尽管上述建议可以帮助减少留下的瘢痕并保证手术后外形美观，但每个人的体质和康复情况可能有所不同。在手术前，与医生充分沟通，了解手术的风险和预期效果非常重要。如果手术后的瘢痕仍然存在困扰，可以咨询医生，寻求专业的意见和处理方案。

5. 为啥医生专检了还让我做超声、钼靶、磁共振，甚至穿刺啊？

乳腺结节是乳房内常见的一种病变，通常是由于乳腺组织内的囊性或实性增生引起的。一般情况下，医生会先对患者的乳房进行专科检查，做出一个初步的判断。但是，由于乳腺结节一般是不能扪及的肿块，所以，除了专科检查，还需要配合一系列影像学检查来辅助判断，包括超声、钼靶、磁共振和穿刺等。另外，虽然大多数乳腺结节是良性的，但为了排除恶性病变的可能性，也需要选择合适的检查来进行排查。

超声是一种常用的检查方法，它通过声波的反射来生成乳腺结节的图像。超声可以帮助医生确定结节的位置、大小、形状和质地，以及是否有囊性或实性特征。此外，超声还可以评估结节的血流情况，从而提供更多的信息来判断结节的性质。

钼靶（即乳腺 X 线摄影）是乳腺结节的另一种常用检查方法。它可以提供乳腺结构的详细图像，帮助医生观察结节的形态和分布。钼靶还可以检测乳腺钙化，其中细小成簇钙化是一种与乳腺癌相关的特征。通过钼靶，医生可以进一步评估结节的性质，并确定是否需要进一步的检查。

磁共振成像（MRI）是一种高级的影像学技术，可以提供更为详细的乳腺结构图像。MRI 可以帮助医生确定乳腺结节的大小、形状和位置，从而更准确地评估结节的性质。此外，MRI 还可以检测结节与周围组织的关系，评估结节的血流情况，以及观察乳腺结节是否有其他异常特征。MRI 对于检测乳腺癌的敏感性较高，尤其适用于高风险人群或难以确定乳腺结节性质的患者。

穿刺作为一种直接获取乳腺组织样本的方法，常通过细针穿刺抽吸或粗针穿刺活检来时实现，并能提供确切诊断。穿刺样本可以被送往实验室进行细胞学或组织学检查，以确定结节是否为良性或恶性。穿刺还可以为后续治疗提供重要的信息，如手术切除或其他治疗方法。

总的来说，乳腺结节需要进行超声、钼靶、磁共振和穿刺等多种检查的原因是为了排除恶性病变的可能性，并确定结节的性质和特征。尽管大多数乳腺结节是良性的，但恶性病变的风险仍然存在。因此，综合多种检查方法可以提高诊断的准确性，为患者提供更好的治疗和管理方案。

6. 自我检查可以发现乳腺结节吗？如果自检发现了乳腺结节，下一步该怎么办？

自我检查是一种简单的方法，可以帮助女性及时了解自己的乳房并检测到异常。对于一些较浅表或者较大的结节，比较容易自行触及。但对于一些存在于腺体深处，形态不太规则，或是被周围组织紧密包裹的结节，常常难以触及。尽管自我检查有助于早期发现乳腺结节，但并不能提供确切的诊断。因此，如果自我检查发现了乳腺结节，下一步应该是尽快就医进行进一步的专业检查和评估。

下面是推荐的就诊的步骤：

（1）就医咨询：如果自我检查发现了乳腺结节，建议尽快就医咨询乳腺专科医生。他们会进行详细的病史询问和体格检查，并为你制订进一步的诊断计划。

（2）影像学检查：医生可能会建议进行超声检查、钼靶或磁共振成像等影像学检查。这些检查可以提供更详细的信息，帮助确定结节的性质和特征。

（3）穿刺检查：如果影像学检查结果仍然存在不确定性，医生可能会建议进行穿刺检查，如细针穿刺抽吸或粗针穿刺活检，进一步确定结节的性质。

（4）随访与治疗：医生根据最终的诊断结果，将制订相应的随访和治疗计划。如果结节被确定为良性，医生可能会建议定期随访观察，以确保结节没有发生变化或引发其他问题。如果结节被确定为恶性，医生将根据具体情况制定治疗方案，可能包括手术切除、放疗、化疗或靶向治疗等。

此外，不论乳腺结节的性质如何，建议女性保持定期的乳腺自我检查和定期的乳腺癌筛查，如乳腺彩超或乳腺钼靶。这有助于早期发现乳腺异常，并及早采取相应的措施。

总之，自我检查对于早期发现乳腺结节起到了重要的作用，但它并不能提供确切的诊断。如果自我检查发现了乳腺结节，建议尽快就医咨询专科医生，进行进一步的专业检查和评估，以获取准确诊断并制订适当的治疗计划。

7. 乳腺结节会恶变吗？

大多数乳腺结节都是良性的，但是也有一些结节可能会潜在地发展为恶性肿瘤。我们称之为"乳腺结节的恶变"。

乳腺结节的恶变率并不高，恶变的风险因人而异，受到多种因素的影响，包括个体的遗传背景、年龄、生活方式等。

以下是影响乳腺结节恶变的一些主要因素：

（1）年龄：女性年龄越大，乳腺结节恶变的风险就越高。尤其是 50 岁以上的女性，恶变的可能性更大。

（2）结节特征：乳腺结节的形态、质地、边界等特征也与恶变的风险相关。一般来说，结节越大、质地越硬、边界越不清晰，恶变的可能性就越高。

（3）家族史：如果家族中有乳腺癌的病例，那么乳腺结节恶变的风险就会增加。遗传因素在乳腺癌的发生中扮演着重要角色。

（4）激素水平：与女性激素水平相关的因素也可能影响乳腺结节的恶变风险。例如，尚未生育或首次怀孕晚的女性，雌激素水平长时间较高，乳腺结节恶变的风险相对较高。

除了上述因素之外，一些其他乳腺疾病的存在也可能增加恶变的风险，如乳腺不典型增生、乳腺导管内乳头状瘤等。

尽管乳腺结节恶变的风险较低，但仍然强烈建议女性定期进行乳腺自检和乳腺彩超、乳腺钼靶检查，以便及早发现任何异常情况。对于高风险人群，如家族中有乳腺癌病史的女性，更应该定期接受专业的乳腺筛查和评估。

总而言之，乳腺结节恶变的风险虽然存在，但多数结节是良性的。定期检查，并与医生保持沟通和咨询，可以更好地了解和管理乳腺健康问题。

8. 哪些人更容易得乳腺癌？

乳腺癌是全球女性的第一大恶性肿瘤，同时也是引起女性肿瘤相关死亡的重要原因之一。哪些人更容易得乳腺癌呢？

通常我们可以通过以下几个方面来评估乳腺健康风险：

（1）年龄因素：乳腺癌最常见于女性，但男女的乳腺癌患病率均在增加，其发病率逐年上升。相关数据显示我国乳腺癌患病率在 20 岁后开始增加，45～55 岁为发病高峰。

（2）家族史及基因突变：有一级亲属 50 岁前患乳腺癌或卵巢癌、2 个及以上二级亲属患乳腺癌或卵巢癌、至少 1 位一级亲属携带已知 BRCA1/2 基因致病性遗传突变或自身携带 BRCA1/2 基因致病性遗传突变的人群乳腺癌患病率较一般人群有所增加。

（3）既往史：有乳腺癌病史（导管原位癌、小叶原位癌）、不典型增生史的群体患癌风险高于正常人群。研究表明，一侧乳房患癌后，对侧乳房将来患癌的风险是正常人群的 3～5 倍；无异型增生性患者约为普通人群的 2 倍，而非典型增生疾病患者为普通人群的 4～5 倍。

（4）月经与生育因素：初潮年龄早（≤12 岁）、绝经年龄晚（≥55 岁）、未生育或虽生育但未哺乳、初产年龄＞35 岁、多次人工流产的这类人群，内源性雌激素水平增高，可能会增加患癌风险。

（5）外源性雌激素因素：长期服用含雌激素的保健品、口服避孕药，或长期进行雌（孕）激素替代治疗的人群乳腺癌风险增加。

（6）其他因素：既往有大剂量电离辐射、化学暴露史；长期高热量、高脂肪饮食，肥胖，缺乏运动，长期饮酒与吸烟等均可增加乳腺癌患病率。

注：一级亲属指母亲、女儿以及姐妹；二级亲属指姑、姨、祖母和外祖母。

9. 乳腺疏通可以消除乳腺结节吗?

乳腺结节是我们在体检和就医过程中听到的高频词汇,一旦发现自己有了乳腺结节,我们总是想方设法希望它消失。对于一些范围较小、考虑良性可能性大且无明显症状的结节,临床上多建议定期随访,不做特殊处理。所以,有人会问了,我可以去做乳腺疏通吗?疏通按摩能让结节消除吗?

关于这个问题,我们一般不建议盲目进行疏通按摩。

对于产后乳胀、乳汁淤积等情况,适当的乳腺疏通治疗可以疏通乳管、改善疼痛症状。对于增生性结节,这类因乳腺导管和小叶的增生复旧不全而引起的结节,其通过调控情绪、保持轻松愉悦的心情、合理的作息、健康的饮食、适当的锻炼等多方面的帮助可能自行消退。如果是乳腺纤维腺瘤这类结节,单纯疏通按摩无法消除。如果是炎症性质的结节,乳腺疏通按摩或可导致炎症扩散、造成更多的乳腺组织损伤。如果是乳腺恶性肿瘤,反复的疏通按摩刺激,可能会促进血液循环、异常肿瘤细胞脱落,造成种植转移及远处转移,导致肿瘤迅速增长和扩散。

总之,对于乳腺结节,在不确定其性质时,不建议盲目进行乳腺疏通按摩。对于可以进行乳腺疏通的情况,也应通过具有资质的专业人士,以轻柔手法操作,避免损伤。

10. 乳腺结节多久复查一次?

发现自己有了乳腺结节,大家往往最关心的就是要手术治疗吗?如果不手术,那么多久复查一次合适?关于这个问题,要具体情况具体分析。这个时候,检查报告上的BI-

RADS 分类就具有参考意义。

对于乳腺结节的良、恶性情况，掌握 BI-RADS 分类能初步了解结节的情况。BI-RADS 是美国放射学会的乳腺影像报告和数据系统（Breast Imaging Reporting and Data System）的缩写。BI-RADS 分类标准被广泛应用于乳腺的各种影像学检查，如 X 线钼靶摄影、彩超、磁共振显像检查等，是用来评价乳腺病变良恶性程度的一种分类法。

BI-RADS 分类法将乳腺病变分为 0~6 类，一般来说，类别越高，恶性的可能性越大。各类意义如下：

0 类：评估不完全。也就是不明确到底是什么，需要进一步影像学检查。

1 类：阴性。乳腺影像检查显示乳腺结构清楚，可以有把握判断为未见异常或正常。女性常见的、多发的乳腺增生归于此类。

2 类：良性病变，建议定期随访（如每年 1 次）。包括可以肯定的乳腺良性肿块，如脂肪瘤、单纯囊肿，肯定的良性钙化，多次复查无明显变化的乳腺结节，手术后改变且多次复查无明显变化的乳腺假体等。

3 类：可能是良性病变，建议 3~6 个月随访，它的恶性概率小于 2%。包括边缘光整、呈圆形或椭圆形、横径大于高径的实性肿块，很可能是纤维腺瘤；还包括触诊阴性的复杂囊肿和簇状微囊肿。

4 类：考虑恶性病变可能，建议行病理学检查（如细针抽吸细胞学检查、空芯针穿刺活检、手术活检）以明确诊断。

4 类又分为 A、B、C 三类，恶性的危险性逐渐增加。

4A：低度可疑恶性（≥2% 至 ≤10%）。病理报告结果一般为非恶性，在获得良性的活检或细胞学检查结果后应进行 6个月或常规的随访。例如可扪及的、局部界限清楚的实质性肿块，超声特征提示为纤维腺瘤；可扪及的复杂囊肿或可能的脓肿。

4B：中度可能恶性的病灶（10%~50%）。需综合影像学检查与病理学结果。部分界限清楚部分界限不清的纤维腺瘤或脂肪坏死可进行随访，但乳头状瘤则可能需要切除活检。

4C：恶性可能较大（50%~95%），但不像 5 级那样典型的恶性。例如，边界不清的不规则实质性肿块或新出现的簇状细小多形性钙化。该级病灶很可能会是恶性的结果。

5 类：高度怀疑为恶性病变（几乎认定为恶性疾病），超声有特征性的异常征象，需要手术切除活检。具有≥95% 的恶性可能性。

6 类：已经由病理证实为恶性病变，但还未进行手术。主要是评估活检后的影像改变，或监测手术前新辅助化疗的影像改变。

总的来说，1 类和 2 类可视为正常情况，3 类结节不影响日常生活的话，定期随访即可，良性结节也可采取中药调理。如果是 4 类以上的结节，则应引起重视，分类越高，恶性风险越大，可能需要进行穿刺活检明确性质，甚至需要外科手术治疗。所以只要掌握了 BI-RADS 分类的意义就可以 1 秒看懂乳腺结节报告。

11. 乳腺结节会自己消失吗？

检查发现有乳腺结节后，大多数人最关心的问题便是：我的结节能自行消失吗？对于这个问题，要视具体情况进行分析。

首先，我们得知道乳腺结节是什么？乳腺结节通常是指乳房中出现了不同于正常乳腺组织的异物，通俗地讲就是乳房里面长了肿块。它既可以是单个的，也可能是多发的。有时咱们也会把它称为乳房肿物。有的结节我们自己用手摸就能发现，乳房有种凹凸不平的感觉。当然，更多的则是在体检和看病时被发现。但其实乳腺结节只是一个通俗的名称，并非一种单独的疾病，而是众多乳腺病疾病的一个共有症状。从结节的性质上来讲，它可以分为囊性结节、实性结节以及混合性结节；从结节的良、恶性来讲，它又可以分为良性结节和恶性结节。

如果是增生性结节，即因乳腺导管和小叶的增生及复旧不全而引起的，通过调控情绪、保持轻松愉悦的心情、合理的作息、健康的饮食、适当的锻炼、对症的药物等多方面的帮助是可能消退的。而如果是积乳囊肿、乳腺纤维瘤、导管内乳头状瘤、脂肪坏死等这类结节，则一般不会自行消失。如果是乳腺恶性肿瘤，还会不断增大进展，需要及时采取积极规范的治疗措施。

同样是结节，其治疗和预后却可能相差甚远。所以，一旦发现自己乳房上有结节、肿块，应该及时就医以明确诊断。

12. 报告上乳腺结节的 BI-RADS 分类是什么？3 级会很快恶变吗？

BI-RADS 是美国放射协会（ACR）于 1992 年建立并推荐的乳腺影像报告和数据系统（Breast Imaging Reporting and Data System）的缩写，其规范了 X 线影像报告的术语，是对乳腺良恶性程度的一种评估分类法。2003 年又增加了超声和磁共振的内容，便于各个影像学之间进行比较。该报告系统的应用旨在应用规范的、统一的"语言"在不同的学科间进行有效的"对话"，方便临床医生进行综合的判断。看懂了这个，就可以大概了解乳腺结节的严重程度，做到知己知彼，心中有数。当然，BI-RADS分类只是影像科医师对于病灶影像学表现的主观评价，不能作为最终诊断，临床上还需结合病史、体征等情况作出综合分析，再给出下一步的诊疗建议。

BI-RADS分类将乳腺结节分为0～6级（前文已说明，可参考）。一般来说，数字越大级别越高，恶性的可能性越大。BI-RADS分类3级，这类病灶恶性率小于2%。也就是说，在超声或者钼靶或者MRI下看，考虑良性可能大。包括边缘光整、呈圆形或椭圆形、横径大于高径的实性肿块（很可能是纤维腺瘤）；触诊阴性的复杂囊肿和簇状微囊肿。临床上一般建议动态观察、每3～6个月一次短期随访。2年随访病灶保持稳定、缩小或消失者，则可降为2级或1级。若病灶有进展或出现可疑变化，则应考虑活检等积极措施。

虽然恶变的概率较低，但BI-RADS分级只是影像学的诊断，无法100%确定病灶性质。对于乳腺癌高危人群、妊娠或需长期进行雌孕激素替代治疗的人群，即便是3级结节，其癌变风险也有所增加，须积极就诊，必要时手术治疗。

我们既无需因为一个3级结节草木皆兵，但也不能因为它恶性概率低就完全放松警惕。而应保持一个良好的心态，定期随诊复查。

13. 为什么不同检查打的级别不一样？

乳腺超声、钼靶和磁共振是临床常用的乳腺辅助检查项目，有时同一病灶不同检查给出的报告却不尽相同，这是为什么呢？我们又该相信哪个结果？

首先，我们需要对这几种检查项目有个初步的了解：

（1）乳腺超声检查：临床上最常用的乳腺检查方式。其采用高频探头多角度切面，利用病灶与正常组织回声不同，实现疾病诊断。它能够清晰显示乳腺病灶的大小、形态（规则、不规则）、边界（清晰、模糊、毛刺）、性质（实性、囊性、混合性）、内部回声（均匀、不均匀）、与周围组织关系（是否浸润）、内部血流情况（无血流、少许、丰富血流）、纵横比、有无钙化等多个征象，并据此综合判断，定出 BI-RADS 级别。

超声检查适合所有人群，能有效区分肿块的性质（实性、囊性、混合性）。绝经前女性乳腺通常致密，故而超声比钼靶检查更有优势。但超声无法有效发现和评估乳腺内的钙化灶；检查结果一定程度上也带有医生操作手法及主观判断的人为因素，不同的检测设备、不同的操作医师、不同的测量习惯可能会产生几毫米的误差。

（2）乳腺钼靶检查：一种低剂量乳腺 X 线拍摄乳房的技术，其工作原理就是把乳腺用 2 个"板"夹成"片"，X 线透过"片"状乳腺在钼靶上显示的影像，通过密度差对比，实现疾病诊断。它能清晰显示乳腺各层组织，观察到小于 0.1 mm 的微小钙化点及钙化簇，对于临床不可及的以微小钙化簇为唯一表现的早期乳腺癌具有特征性的诊断意义。

乳腺钼靶分辨率高，留取的图像可供前后对比，主要用于评估钙化灶和乳腺结构异常。但一些致密型乳腺或是乳房体积偏小、肿块近胸壁的患者，因病灶难以进入透视范围，可能会导致检查不到，容易有遗漏。且该检查压迫时可能伴有疼痛，稍有放射性，不少人对"钼靶检查痛"记忆深刻，由此可见一斑。因此，对于年龄低于40岁的女性，若没有乳腺癌高发风险，不建议常规做钼靶。

（3）乳腺磁共振检查（MRI）：一种依靠多序列、多参数及时间信号曲线测量做为辅助软件分析，以此实现疾病诊断的检查方式。其组织分辨率高，灵敏度高，能够实现三维立体的观察病变，可采取动态化增强的方式提供病灶的血流动力学情况，将病变形态学特征显示出来。

MRI主要用于评估超声或钼靶检查诊断不明的病灶、保乳手术术前评估、新辅助疗效评估、重建或隆乳术后以及高危人群的常规筛查。但其检查费用高、时间长；特异性相对稍低，有时会高估病变性质及范围；部分患者还存在造影剂过敏的风险。

由此可知，不同检查的成像原理不同，其对病灶的敏感度和特异性也有所差异，总的来说就是各有优势、各有不足，临床上互相不能完全取代。应结合年龄、体格检查、家族史、既往史等多方面因素综合决定看待结果。

14. 乳腺结节伴钙化严重吗？需要如何处理？

在B超或钼靶检查报告上，常常可以看到乳腺结节伴有钙化，乳腺钙化分为良性钙化和恶性钙化两种。良性钙化一般是钙质沉积造成的，恶性钙化一般是肿瘤坏死造成的。钙化的成因比较复杂，主要的原因有乳房组织的代谢异常，以及乳腺细胞的坏死和分泌异常，另外，乳腺组织退变、钙盐沉积、其他肿瘤分泌含钙盐物质影响等，都有可能造成乳腺钙化。对钙化的形态、数目、部位、周围结构关系进行分析，是辨别乳腺疾病以及疾病性质的重要方式。

那么，乳腺钙化可以通过什么检查来确诊呢？钙化可以通过钼靶、MRI 以及超声等影像学检查来确诊。在钼靶检查中乳腺钙化通常表现为高密度的点状影或者团块影，如果钙化是良性的，通常比较大，呈较粗糙或边缘清晰的圆形钙化。如果是恶性的，钙化可能呈现为细小、密集的钙化灶。乳腺钙化在磁共振上一般表现为点状或线状的亮信号，呈现为高信号。乳房 B 超检查也可以发现乳房内的钙化灶，通常表现为高回声，但也有部分钙化表现为低回声或无回声。

乳腺钙化的处理方式主要取决于钙化的类型和位置，以及患者的具体状况。一般来说，如果乳腺钙化是良性的，医生通常会建议患者定期进行乳腺检查，以监测钙化的变化情况。如果发现钙化存在异常变化，或者患者存在乳腺癌的高危因素，医生可能会建议进行病理活检或手术切除，并根据手术具体情况，确定下一步治疗方案。

15. 该怎么预防乳腺结节？平时要注意哪些问题？

没有乳腺结节、远离乳腺癌，应该是广大女性朋友们共同的心愿。那么，日常生活中怎么做可以预防乳腺结节呢？其实，这把健康的钥匙就握在我们自己手中。

早在两千多年前，《黄帝内经》里就提到"上工治未病"，疾病以预防为先。乳腺作为体内多种内分泌激素的靶器官，任何可能导致内分泌紊乱的因素，都会诱发体内激素水平的失衡，从而诱发乳腺疾病。要想预防乳腺结节，大家不妨从以下几点做起：

（1）保持良好心态：中医讲"气生百病"。坏情绪虽然不会直接引起乳腺结节的生成，但通过情绪变化引起的体内激素水平波动，确实对乳腺结节的发生发展起到了推波助澜的作用。因此，预防乳腺结节，首先要学会调节心态，及时排解负面情绪，保持情绪平稳。

（2）健康饮食，避免肥胖：过剩的脂肪可转化成雌激素，刺激乳腺形成增生。我们应少食高脂肪、高热量食物（如油炸物、甜品），适当多食新鲜水果和含纤维素多的食物，避免肥胖。避免吃蜂皇浆、胎盘、花粉、蛋白粉等激素含量丰富的食品以及激素喂养的家禽、水产品等。

（3）规律作息，适当锻炼，劳逸结合：规律作息、劳逸结合有利于平衡体内激素水平，适量运动促进气血畅通的同时也可提高免疫力、避免肥胖。

（4）正确佩戴胸罩：选择舒适透气的胸罩，穿戴时不要佩戴过紧，否则可能会影响乳房局部的血液循环增加乳房患病风险。

（5）拒绝吸烟、酗酒等不良嗜好。

（6）定期乳房自检：生活中应养成关注乳腺健康、自检自查的意识，每月月经结束后5~7天（绝经妇女可选择每月固定时间）进行乳房自检（观察乳房是否对称；皮肤有无凹陷或橘皮样改变；乳房有无包块；乳头有无溢液等），重视乳房的大小变化，规范体检、正确就医。

16. 得了乳腺结节可以做辅助生殖吗？流产会对结节有影响吗？

辅助生殖技术指采用医疗辅助手段使不孕不育夫妇妊

娠的技术。如果体检报告提示乳腺结节,那么还能继续要宝宝吗?

如果 B 超报告提示结节比较大,血流信号丰富,不规则,或呈分叶状,或是 BI-RADS 分级 4 级,这时可去咨询乳腺专科医生,可考虑外科手术切除后,再做试管婴儿。反之,当报告提示乳腺结节比较小,1 cm 以内,BI-RADS 分级 2~3 级,此时多考虑为增生结节,且比较稳定,可以考虑辅助生殖。但是不管是何种情况,都应该动态随访观察,建议 3 个月左右做一次乳腺彩超。如果乳腺结节有持续增大表现或者乳腺结节从 BI-RADS 分级 2~3 级变为 4 级以上,这时应该考虑外科手术切除。总之,当报告提示为乳腺结节时,安全起见,可以去医院由专科医生评判结节的性质及风险,从而决定是否可以行辅助生殖。

需要注意的是,试管婴儿治疗是一项复杂的过程,要求高度的专业技术和细致的操作,同时也有较高的风险。因此,务必慎重考虑和做好全面的准备。对于乳腺结节,如果没有影响到生育或生育后的哺乳,一般不会对试管婴儿造成影响。

流产对于乳腺结节是有一定影响的。乳腺结节一般认为是因为内分泌激素紊乱所致,妊娠后会引起雌激素和孕激素水平的变化,若用药或人为干预引起终止妊娠,会引起体内激素水平骤然下降,激素水平不能立即降至正常,可能会对已存在的乳腺结节造成一定影响。

国内外多项研究结果显示流产史是乳腺结节的危险因素,有流产史的女性罹患乳腺结节性疾病的概率高于无流产史的女性,流产次数越多的妇女,乳腺疾病的发病率越高。妊娠早期妇女雌激素、孕激素水平均升高,妇女的激素水平提高后乳腺细胞大量增生，在妊娠 3 个月后细胞逐渐成熟分化，这是正常的生理过程，但是在此期间若进行流产手术，会使体内催乳素的水平明显下降，导致乳腺细胞分化受阻，停滞在细胞增殖的某一阶段。此外，妊娠停止后，缺乏晚期胎盘产生的雌三醇，雌三醇不能继续合成，雌二醇对乳腺上皮的刺激持续存在，长期作用下会提高增生结节的发病率，且会对已有的乳腺结节产生影响。

　　总之，流产是否对乳房结节有影响应该辩证来看，偶尔一次人工流产，对结节的影响并不大。虽然乳房可能会有些疼痛不适，但是要相信人体的自愈能力，人工流产后，激素水平在 40 ~ 60 天内逐渐降至正常，乳房恢复到怀孕前的水平。国内外研究发现，大多研究的是多次流产对乳腺结节的影响，所以减少流产次数，术后定期复查乳腺 B 超，能尽可能减少对乳腺结节的影响。

17. 中医对乳腺结节是怎么认识的？

　　中医认为"女子乳头属肝，乳房属胃"，脾与胃相表里，肝气宜疏泄条达，若患怒忧郁，思虑过度，肝脾受损则出现乳房结块和胀痛。"妇人情怀不畅，多愁善郁，肝气不舒……乳房诸疾多由此诱发"。因此"气"是引起乳腺结节的主要病因病机及治疗依据。乳腺结节的形成与体内的气血失调、脏腑功能紊乱有关。常见的原因包括情绪不稳、饮食不当、生活习惯不规律等，这些因素导致了体内的阴阳失衡和气血运行不畅，进而引发乳腺结节。乳腺结节与肝郁、气滞、血瘀等病因有关，肝郁是指情绪压抑、情绪波动剧烈等因素导致肝气不舒畅，进而影响乳腺血液循环。气滞是指气血运行不畅，导致乳腺组织的气血供应不足。血瘀是指乳腺组织中的血液循环不畅，形成血液堆积，形成结块。中医治疗乳腺结节的方法基于辨证论治原则，即根据患者的症状和病机，进行个体化的治疗方案。常见的辨证类型包括肝郁气滞型、气滞血瘀型、气血两虚型等。根据辨证类型，医生会选择相应的中药、针灸、推拿等治疗方法，以调理气血、消散结块、平衡阴阳等。

乳腺结节可归属于中医学中的"乳癖"范畴，从中医学角度分析，"乳癖"的产生与肝、胃、脾、肾及冲任密切相关，其病机为肝郁气滞，阳气虚衰，痰凝血瘀。通过肝之疏泄，经肝脉、胃络运行于乳，又需冲任之血的渗灌，乳络才能充盈、通畅。若因情志所伤，肝郁气滞，疏泄失职，冲任不畅，运行迟缓，乳络失养，则形成乳癖。

中医学对乳腺结节有着独特的认识，将其视为一种与气血失调、脏腑功能紊乱有关的疾病。中医辨证论治的方法能够针对个体情况进行个性化的治疗方案。同时，中医强调预防和调理的重要性，根据中医理论，女性应保持情绪的稳定，避免压力过大；保持适当的运动量，促进血液循环；饮食要清淡健康，避免辛辣刺激性食物以维护乳腺健康。

18. 中医治疗乳腺结节，都有哪些办法？

中医对乳腺结节的治疗有着独特的方法和理论。目前的治疗方法包括随访观察、药物治疗、手术切除等，具体的治疗方案需根据结节性质和患者情况而定。

（1）中药治疗：中医内治法治疗乳腺结节，主要通过服用中成药、汤剂的方式来治疗。中成药如：小金片、小金胶囊、逍遥散、乳癖散结胶囊等临床较为常用，有一定疗效，且使用较为便利。汤剂的临床运用，多以对证分型治疗为准则，临床较为常用的治则是疏肝理气、化痰散结、调和冲任。常用的中药有柴胡、当归、川芎等，其作用可包括疏肝散结、活血化瘀、消散结块、调节内分泌等。

《外证医案汇编》说："乳症，皆云肝脾郁结，则为癖核；胃气壅滞，则为痈疽。"乳房疾病多以气滞血凝为基础，其发生与肝、胃二经以及肾经、冲任二脉关系最为密切。中医治疗乳腺结节，常分为以下三类证型：

① 肝郁气滞

《外科正宗》载，本病："多由思虑伤脾，恼怒伤肝，郁结而成。"肝藏血，喜条达，主疏泄，女子以肝为先天，常有余于气而善郁。

常见症状：乳房胀痛，肿块和疼痛程度与月经周期或情志变化密切相关，还常伴胸胁胀满、烦躁易怒。舌质淡红或红，苔薄白或薄黄，脉弦。

临床常用逍遥丸、加味逍遥丸、柴胡疏肝散等疏肝理气、调畅气机。

这里要格外提醒的一点，情绪是影响乳腺结节的关键因素，所以保持乐观的情绪，学会随缘放下，凡事想开一点，对于乳腺结节的预后转归也有很重要的作用。

② 脾肾不足，冲任失调

脾肾不足，无法充养冲任二脉，导致胞宫和乳房受累，身体上表现为月经失调、闭经甚至不孕，表现在乳房上则是出现肿块胀痛等。

常见症状：乳房疼痛相对较轻，乳房肿块韧硬。肿块和疼痛程度与月经或情志变化关系不大。

常伴月经不调如月经周期紊乱，月经量少色淡，闭经，行经天数短暂或淋漓不绝。腰膝酸软，神疲乏力，夜寐多梦，面色晦黯或黄褐斑。舌淡苔白，脉濡细或沉细。多见于中年妇女。可用二仙汤加味，温肾助阳，调摄冲任。

③痰凝血瘀

在经络学说里面，乳头属肝经，乳房属胃经，忧虑伤脾滞气，肝脾不和，各失其职，日久生痰结瘀，痰瘀互结，阻滞乳房脉络，导致乳腺结节。临床上多用健脾化痰、活血化瘀的方法。

常见症状：乳房疼痛时轻时重，一侧或双侧乳房出现边界不清的坚实肿块，质韧或韧硬，肿块和疼痛与月经变化不太相关。月经可能正常，部分月经提前或推迟来，或月经来的不顺畅、色暗有块，或伴痛经。舌淡暗或暗红有瘀斑，舌下脉络青紫粗张，苔白或腻，脉涩、弦或滑。可用血府逐瘀汤合逍遥蒌贝散加减，化痰散结，活血祛瘀。

（2）针灸疗法：针灸主要是在经络的理论指导下发展的中医外治法，通过调脾、胃、肝胆、肾之经气，调摄冲任气机，兼具行气活血、化痰散结功效，使乳房经络、经脉通畅，缓解乳房结节引起的不适感。通过刺激特定穴位来调整和平衡身体的气血运行。针灸治疗乳腺结节通过穴位刺激调节已经失衡的下丘脑—垂体—卵巢轴内分泌功能，使雌激素受体、孕激素受体保持稳定，促进血液循环、缓解疼痛、调节内分泌等，从而对乳腺结节有一定的治疗效果。足少阴肾经、足阳明胃经、足厥阴肝经，三经络循行均经过乳房，故临床上常选用此三条经络的穴位治疗乳腺疾病。正如《外科发挥》中所论述："大抵乳房属阳明胃经。乳头属厥阴肝经"，提出针灸治疗可以以足阳明胃经及足厥阴肝经的穴位为主。胃经穴位使用频率最高的经穴为足三里、乳根与屋翳；局部穴位使用频率最高的为阿是穴，足厥阴肝经常选用膻中、太冲、期门穴穴组，本组取穴既有胸部局部取穴，也有远端取穴，上下取穴相配合，起到协同治疗的作用。

（3）中医推拿：中医推拿是通过手法按摩和刺激特定穴位和疏通经络，以达到调理身体的目的。对于乳腺结节，常用的推拿手法包括拨、捏、推、揉等，可促进血液循环、消散结块，缓解乳腺症状。在乳腺结节的治疗中，我们也可采用推拿的方法，局部取穴和循经取穴相结合的原则，在手法的作用下，同样起到疏肝解郁、活络散结、调理冲任等作用。主要施术经络为足厥阴肝经、足少阳胆经、足太阳膀胱经、足阳明胃经、手太阴肺经；主要穴位有：缺盆、风池、肩井、背俞穴、中府、乳中、乳旁、乳根、章门、期门、环跳、委中、足三里、三阴交、承山等；手法采用揉、拿、运、滚、按、抖、搓法等。

（4）热刺激疗法：中医理论中热能温经通络、化瘀散结。众多医家认为，乳腺结节的发生是由于气滞不通，痰凝血瘀所致。热刺激疗法直接外部作用于人体，通过表皮刺激从而达到治病效果，因此在乳腺结节的中医外治法中，常见热刺激疗法运用包括：艾灸疗法、火针疗法、热敷疗法等。

（5）饮食调理：中医认为饮食在乳腺结节的治疗中起着重要作用。建议患者避免食用辛辣刺激性的食物，多摄取富含维生素、纤维素的食物，保持饮食清淡，适当增加新鲜水果和蔬菜的摄入。

无论哪种结节，都可以寻求中医治疗，达到消结止痛的效果。医生会根据患者体质，运用疏肝行气、活血散结、化痰利湿、补肾调冲等辨证施治的方法，让患者内服中药，同时结合针刺艾灸、穴位敷贴、耳穴压豆、刮痧按摩等中医特色疗法，可以很好地改善症状，达到"未病先防、既病防变"的效果。同时也要注意，任何的医学治疗（药物、手法等）都须在医生指导下进行。

19. 乳腺结节可以吃中药缩小吗？

中药作为一种传统的治疗方法，其成分复杂，具有多种药理作用。有部分中药成分可以促进血液循环、消散瘀血、疏通乳络，从而帮助缩小乳腺结节。此外，中药还具有抗炎、抗肿瘤、免疫调节等作用，可能对乳腺结节的治疗有一定帮助。

中药到底能不能消除乳腺结节？要看情况：

（1）当发现乳腺结节，首要结合专科检查及检查单，如果有边界不清、微小钙化伴随有丰富血流信号等疑似恶性特征时，要及时手术切除。

（2）如果考虑为良性结节，中医认为，乳腺结节属"乳癖"范畴，与肝脾肾等脏器密切相关，乳腺结节病机复杂，多因情志不遂、肝郁气滞、痰瘀凝结、冲任失调而引起，因此其治疗以疏肝理气止痛、消肿散结化瘀及调和冲任活血为主。常用的中药有：柴胡、郁金、川芎、夏枯草、浙贝母、白术、茯苓、川楝子、延胡索、赤芍、白芍等，其中川芎乃血中气药，可活血行气、化瘀通络、走而不守，具有引经之效，夏枯草、浙贝具有疏肝解郁之效，可化痰散结，柴胡、郁金疏肝理气、畅郁行滞，并可清肝热，茯苓、白术健脾化痰，赤芍、延胡索凉血活血、祛瘀止痛，白芍具有滋补肝阴之效，可柔肝止痛，川楝子引药入经，达疏肝理气之功，诸药合用可使肝气舒畅，脾气健旺，冲任调和，活血化瘀。

一些研究和实践表明，中药在治疗乳腺结节方面可能具有一定的优势。一些中药制剂或中药配方在临床应用中显示出改善乳腺结节症状、缩小结节的迹象。然而，由于乳腺结节的复杂性和个体差异性，中药在治疗中的效果可能会有差异。在服用中药治疗期间，往往以 2～3 个月为一疗程，应该定期随访乳房 B 超，观察乳腺结节的变化趋势。

20. 网络上有很多的乳腺贴，对乳腺结节有用吗？

在乳腺结节的治疗中，有人提出了使用乳腺敷贴的方法，称它可以缓解症状并促进康复。乳腺敷贴常指一种贴在乳房上的穴位敷贴，其中含有一些中草药成分。乳腺敷贴可以通过渗透乳房皮肤，发挥一定的药物作用。这些草药成分往往具有化痰散结、祛瘀止痛的功效，可以改善乳腺组织的血液循环，减轻疼痛和不适。一些研究和实践表明，乳腺敷贴在乳腺结节治疗中可能有一定的潜力，乳腺贴的中草药成分具有一定的清热解毒、消除瘀积的作用，对乳腺结节的缓解和康复有一定帮助。然而，目前有关乳腺敷贴治疗乳腺结节的研究还相对较少，需要更多的临床实验和科学验证。

元朝朱丹溪的《丹溪心法》中提出用内服外敷的办法治疗该病，以消块丸内治，三圣膏、琥珀膏外敷。《张氏医通》提出用鲫鱼膏外敷治疗乳癖，并用疗效肯定了这种疗法，将其作为治疗该病的重要手段。此后，后世医家也提出各类膏药外敷乳腺局部治疗该病，比较有代表性的如阳和解凝膏、雄酥消核散等。

但是市面上的乳腺敷贴产品良莠不齐、资质存疑，所以在使用乳腺敷贴进行乳腺结节治疗时，需要注意以下几点：

（1）寻求专业医生的指导。乳腺敷贴使用应在专业医生的指导下进行，以确保正确的使用方法和频次。

（2）结合其他治疗方法。乳腺敷贴可以作为辅助治疗手段，但并不意味着可以完全替代其他治疗方法。请在医生的建议下综合考虑治疗方案。

（3）避免过度依赖。使用乳腺敷贴时要注意适度，过度依赖可能会延误正规治疗的时机。

乳腺敷贴在乳腺结节治疗中的潜力还需要进一步研究和验证。虽然一些研究和实践表明乳腺敷贴可能有一定的效果，但仍需更多的科学研究来证实其安全性和有效性。

21. 艾灸可以治疗乳腺结节吗？

艾灸是中医传统疗法之一，通过燃烧艾绒或艾叶，将其热量传导到特定穴位，以调理身体和缓解症状。艾灸可以通过刺激经络和穴位，调整气血运行，促进身体的自愈能力，达到治疗的效果。有一些研究和实践表明，艾灸在乳腺结节治疗中可能有一定的效果。艾灸可以通过促进乳腺血液循环，改善症状。此外，艾灸还可以调节内分泌系统，平衡激素水平，防止结节的进一步生长。

艾灸是一种温热治疗，可以调节人体阴阳平衡，主要适用于由寒痰凝滞所致的结节，平时体质虚寒、寒湿，比较容易受风寒感染等人群。在临床上如果容易怕冷，或食用水果易腹泻以及风湿关节痛类乳腺结节患者，可以选择艾灸进行治疗。总体阳虚患者可以主要选大椎穴、经络腧穴以及足三里等。艾灸不是对所有乳腺结节患者均合适，对于体质偏热的热性体质患者以及阴虚体质患者，特别是阴虚火旺患者，容易发脾气或口干舌燥、舌质红、想进食冷食物，平时比周围人穿得少，怕热的患者，不建议艾灸。

艾灸治疗乳腺结节，可以选择局部或者远端以散结化痰为主的穴位，如天突穴、三阴交等，当然，还是需要在专业人士的指导下进行，以确保正确的穴位选择和操作方法。艾灸可以作为辅助治疗手段，但并不代表可以完全替代其他治疗方法，对于部分乳腺结节作用效果一般时，可以配合中医药进行综合治疗。在使用艾灸进行乳腺结节治疗时，应控制艾灸的时间和温度，需要避免过度刺激，过度的艾灸可能会引发其他问题，如皮肤烫伤、皮肤过敏等。

目前，艾灸在乳腺结节治疗中的应用仍处于研究和实践阶段。有一些研究和临床实践表明，艾灸可能对乳腺结节的治疗有一定的效果。然而，我们需要更多的科学研究和实验来验证其安全性和有效性。在选择治疗方案时，建议咨询医生，根据个人情况综合考虑。最重要的是，保持积极的心态，接受规范的治疗和护理，以确保乳腺结节的康复和身体的健康。

22. 有乳腺结节，可以怀孕吗？

很多女性在就医过程中担心乳腺结节会对怀孕产生不良影响，其实乳腺结节本身不具有影响怀孕的能力。大多数乳腺结节是良性的，这些结节在怀孕期间通常不会对孕妈妈或宝宝产生直接的负面影响，不会对生育产生不良影响。然而，乳腺结节可能会引起一些不适，如乳房的肿胀、疼痛或触摸时的颗粒感。

在怀孕期间，乳腺结节的变化是正常的。由于激素水平的变化，乳腺组织会发生生理性增生，导致结节的大小可能会有所变化。这种变化通常是暂时的，不会对孕妈妈或宝宝的健康产生不良影响。

处于哺乳期或者妊娠期女性，如果发现乳腺结节有异常的变化，如疼痛加剧、乳腺结节短期内增大明显，需要注意和孕期乳房增大相鉴别，应及时咨询医生的意见，医生可能会建议进行进一步的检查，如乳腺彩超、乳腺穿刺活检等，以确保乳腺结节的性质和排除其他潜在问题。长期观察随访的结节，近期出现体积增大、钙化者，或者边界欠清、形态欠规则，也需要立刻活检。

总之，大多数乳腺结节是良性的，不会对怀孕造成太大影响。然而，每个人的情况是不同的，如果您已经被诊断出有乳腺结节且计划怀孕，请及时咨询医生，采取相应的治疗或密切随访，以确保孕妈妈的健康。

23. 小朋友会有乳腺结节吗？

小朋友在儿童期一般不会出现乳腺结节。但近些年随着我国社会的飞速发展，人民的生活环境、生活方式和饮食结构等均发生了显著的变化。临床工作中发现，因乳腺发育或是乳腺肿块来就诊的儿童越来越多。

那么小朋友为什么会有乳腺结节呢？

儿童乳腺发育的检出例数呈逐阶段升高，一方面是因为大众对乳腺早发育的意识提高了，另一方面，也是很多研究所关注的很重要的因素，就是环境、饮食结构和饮食习惯的改变、各种生物化学因素对食品的污染。儿童滋补保健品、快餐、儿童饮料等均被认为是与儿童乳腺早发育密切相关的生活因素。特别是现在儿童饮食不节制、不注意，经常食用含有激素的食物，生活作息不规律，这导致乳腺增生年龄走向低龄化，甚至学前幼儿。既往研究表明，6 月龄之前的男婴及 2 岁前的女婴，此阶段体内很多激素均会出现短暂的上升，可达到近似青春期的水平，然后再降低，此时很多新生儿可出现乳腺组织的增生。

小朋友的乳腺彩超检查结果发现大多数触及的乳腺结节实际为乳腺腺体，即乳腺发育。一般来说，小朋友的乳房在出生时就已经形成，但在 8 岁之前乳腺处于静止状态，尚未发育，行彩超检查在乳头下方均不能探及乳腺腺体组织。若在 8 岁之前出现乳腺增大并在乳头后方探及腺体组织可称为乳腺早发育。乳腺发育可以是一种没有病理意义的临床症状，但是对于儿童其可能提示性早熟，且其发病率有上升的趋势。若在青春期前出现乳房发育，可能会伴随乳房肿胀或乳房不适。这种情况通常是正常的生理现象，不需要过度担心，但如果触及有明显的结节或颗粒感，应及时就医进行进一步检查以排除其他可能的问题。

24. 男性会有乳腺结节吗？

乳腺结节常被认为是女性的问题，然而，事实上，男性也有可能患上乳腺结节。虽然男性患乳腺结节的比例远低于女性，但这并不意味着男性可以忽视这个问题。了解男性乳腺结节的原因、症状以及治疗方法，对男性的健康至关重要。首先，我们来了解一下男性为什么会有乳腺结节。

病因可以从西医和中医 2 个方面来看。

（1）西医方面：体内雌、雄激素水平的紊乱；性激素代谢紊乱；腺体对激素的反应改变；下丘脑及其控制下的内分泌轴的功能或器质性改变等。

（2）中医方面，早在《黄帝内经》中就指出："男子乳头属肝，乳房属肾。"陈实功《外科正宗乳痈论》中探讨了本病的病因病机，认为"男性乳节与女子微异，女损肝胃，男损肝肾，盖怒火房欲过度，以此肝虚血燥，肾虚精怯，血脉不得上行，肝经无以荣养，遂结肿痛。"故而男性乳房疾病多是与肝、肾有关，如肝气郁结、肝肾亏虚等证，导致气滞血瘀痰凝，脉络不通，进而乳房肿痛，甚至出现乳核，治疗时可用疏肝解郁、温肾壮阳等方法。

从生理结构来看，乳房组织是由腺体和脂肪组织组成的，男性和女性的乳房组织结构基本相似。男性乳房结构相对较小，腺体组织相对较少，这也是男性患上乳腺结节的原因较少的一个因素，但男性仍然具有乳房和乳腺组织，因此也可能发生乳腺结节。

乳腺结节通常是良性的，但也有可能是恶性的。男性乳腺结节的症状包括：可触摸到的肿块，可能伴有疼痛或不适感。其他可能的症状包括乳房皮肤凹陷或改变、乳头溢液以及乳头或乳房区域的红肿。如果发现任何异常，请及时就医进行检查以确定是否存在问题。要确诊男性乳腺结节，通常需要进行一系列的检查。首先会进行专科检查，包括触摸乳房检查和淋巴结检查。如果怀疑存在乳腺结节，可能会进行乳腺超声、乳腺磁共振成像（MRI）或乳腺活检等进一步检查。一旦确诊为乳腺结节，治疗方法将根据结节的性质确定。对于良性乳结节，通常无需治疗，只需定期随访观察，如果有伴随疼痛等症状，可以口服中药消结止痛，如果结节较大或症状较严重，可能需要手术切除。

那么哪些危险因素会导致男性乳房结节或是男性乳房发育呢。文献中提及的危险因素包括：摄入过多雌激素，雄激素分泌不足，肝硬化患者灭活雌激素能力降低，服用某些药物如抗雄激素药、蛋白酶抑制剂和核苷反转录酶抑制剂等。换句话来说，很多药物会引起男性乳房发育，常见的如类固醇、性激素、第一代抗精神病药、螺内酯、维拉帕米、甲氰咪胍和某些抗肿瘤药等。如果出现了类似的症状，又恰巧在服用此类药物，可以停药后观察症状是否减轻，可至相应专科就诊更换同类型药物。

总结来说，男性也可能患上乳腺结节，虽然发病率较低，但仍然需要关注和了解，及早发现和治疗乳腺结节对于男性的健康至关重要。建议男性也养成定期自我检查乳房的习惯，观察乳房是否有肿块、疼痛或其他异常情况。如果发现任何可疑情况，最好咨询医生进行进一步评估和治疗。在日常生活中，应当保持健康的生活方式，包括均衡的饮食、适量的运动和减少烟酒摄入等。

25. 乳腺疾病与饮食

《黄帝内经·养生》曰："上古之人，其知道者，法于阴阳，和于术数，饮食有节，起居有常，不妄作劳，故能形与神俱。"民以食为天，大家都对饮食上的忌口问题非常关心！本段整理了部分询问度较高的问题，希望为大家的健康饮食提供一些参考。

（1）高脂食物为什么要少吃：研究表明，体脂指数过高是导致乳腺疾病的危险因素。因此，合理的饮食结构，避免肥胖对于预防乳腺结节具有重要意义。常见的高脂食物有油炸食品、糕点、黄油、脂肪肉类等，摄入过高的脂肪和动物蛋白质以及饮食无节制造成的肥胖，容易促使雌激素的生成和释放，会刺激乳房腺体上皮细胞过度增生，所以饮食，特别是脂肪和动物蛋白的摄入要有节制。咖啡、可可、巧克力，这类饮品中含有较多的黄嘌呤，亦会促使乳腺增生的发生，故饮用宜适量。

（2）蜂蜜和蜂皇浆到底能不能吃：很多人认为，得了乳腺疾病不能吃蜂蜜，原因是担心蜂蜜中含有雌激素，会影响女性内分泌，进而加重乳腺增生病情。其实，纯正的蜂蜜是几乎不含雌激素的，如果担心蜂蜜的副作用，又想吃蜂蜜，尽量不要买添加有其他成分的蜂蜜。另外需要指出的是，即使蜂蜜中含有雌激素，它对人体的影响也是很小的，所以并不需要完全忌食蜂蜜。蜂皇浆是蜜蜂巢中培育幼虫的青年工蜂咽头腺的分泌物，蜂皇浆具备弱雌激素样活性，"蜂皇浆增加乳腺癌风险"的说法是没有确凿证据的，但是服用大剂量的蜂皇浆也确实会带来不良反应，对于乳腺增生患者来说，应尽量避免大量摄入，可以适量服用蜂产品。忌口，不是绝对禁止，适量服用，不需纠结惶恐。

（3）辛辣刺激的食物能不能吃：不少人认为，乳腺增生患者不能吃辛辣刺激的食物，如姜、蒜、韭菜、花椒、辣椒等，否则会对身体形成刺激，造成内分泌失调。虽然刺激食物与乳腺增生疾病之间的关系尚未得到验证，但在临床观察中发现，此类食物有可能会加重乳房胀痛感，所以可以吃，但不能多吃。

（4）豆制品到底能不能吃：目前国内外的调查结果并没有发现豆制品有促进乳腺增生或者乳腺癌的作用。大豆、豆制品和大豆异黄酮，这三者并不是一个概念。大豆中虽然含有大豆异黄酮，但是毕竟含量比较低，吸收率不够高而且除了大豆异黄酮之外，还含有其他很多抑制细胞过度增殖的因素比如蛋白酶抑制剂、植酸、单宁、膳食纤维等。所以，吃大豆异黄酮保健品需要慎重考虑，而日常吃豆制品无需太过紧张。

（5）到底哪些食物是发物呢：无论是在现代医学还是中医学教科书中并没有明确发物的概念。按照传统说法，所谓发物，是指特别容易诱发某些疾病（尤其是旧病宿疾）或加重已有疾病的食物。发物的范围十分广泛，从海鲜禽畜到果蔬菌类，我们生活中经常接触到的一些普通食材，都有可能是发物。

有很多食物被叫作发物，并不是食物本身会诱发什么不好的结果，而是因为一些其他的原因而"背了锅"。事实上，发物也是食物，对于大多数人来说并没有什么特别不好的反应，只是对于一些过敏体质的人和一些患了某些特殊疾病的人才会作用得比较明显，但是在食用发物时要注意少量和搭配。

中医治病离不开辨证论治，食物也应遵循"辨证论忌"。发物因人、因病、因时而异，不应一概而论，也就是说发物是相对的，不是绝对的。例如：平素胃部发冷，喜热饮，四肢常常发冷者，中医对该病有一味著名的食疗方——当归羊肉生姜汤。如果按照民间的经验，作为公认发物的羊肉、生姜是不能吃的。但该食疗方中羊肉的热性作用有益于胃寒患者。在《本草纲目》中有这样的记载："凡服药，不可杂食肥猪、犬肉、油腻羹、腥臊陈臭诸物。""凡服药，不可多食生蒜、胡荽、生葱、诸果、诸滑滞之物。"指出了服药后的饮食注意事项。所以，发物与否，因人而异，在日常饮食中，可以根据具体的情况询问医生。

那么，可以多吃些什么来预防乳腺疾病呢？

（1）多进食富含纤维素的蔬菜，原因在于纤维可以影响胃的排空、小肠的吸收速度以及食物经过消化道的时间，促使脂肪吸收减少，脂肪合成受到抑制，就会使雌激素水平下降。建议每天摄入足够的蔬菜和水果，选择全谷物面包、米饭和谷物，同时适量摄入豆类和豆制品。

（2）富含Omega-3脂肪酸的食物：鱼类（如三文鱼、鳕鱼、鲑鱼等）是富含Omega-3脂肪酸的良好来源。Omega-3脂肪酸具有抗炎和抗氧化的作用，有助于维持乳腺健康。

（3）低脂乳制品：低脂乳制品（如低脂奶、酸奶和乳酪）富含钙和维生素D，对乳腺健康非常重要。钙和维生素D的摄入可以帮助维持骨骼健康，并减少乳腺疾病的风险。

（4）抗氧化剂丰富的食物：蔬菜（如胡萝卜、菠菜、番茄、菜花等）和水果（如蓝莓、草莓、柑橘类水果等）富含抗氧化剂，有助于保护细胞免受损害。抗氧化剂可以减少乳腺组织中自由基的积累，从而降低乳腺疾病的风险。

以下推荐几张食疗方，大家可以参考烹饪。

（1）海带鳖甲猪肉汤：海带65 g（清水洗去杂质，泡开切块），鳖甲6 g克（打碎），猪瘦肉65 g，共煮汤，汤成后加入适量盐、麻油调味即可。每日分2次温服，并吃海带。方中海带咸寒，含维生素B_2、维生素C、胡萝卜素、钴及丰富的碘，鳖甲咸寒，软坚散结。常饮此汤，不仅可防治乳腺小叶增生，而且对预防乳腺癌有效，是价廉物美的食疗方。

（2）香附路路通蜜饮：将香附 20 g，路路通 30 g，郁金 10 g，金橘叶 15 g 洗净，入锅，加适量水，煎煮 30 min，去渣取汁，待药汁转温后调入蜂蜜 30 mL，搅匀即成。上、下午分服。

（3）萝卜拌海蜇皮：将白萝卜 200 克洗净，切成细丝，用盐 2 g 拌透。将海蜇皮 100 g 切成丝，先用凉水冲洗，再用冷水漂清，挤干，与萝卜丝一起放碗内拌匀。炒锅上火，下植物油 50 mL 烧热，放入葱花 3 g 炸香，趁热倒入碗内，加白糖 5 g、麻油 10 mL 拌匀即成。佐餐食用。

最后，根据我国最新的居民膳食推荐，均衡膳食仍是重点。饮食上提倡多种食物的摄入，同时注意摄入量，适量为宜。千万不能看到某种食物或者某一类食物有好处，就过量食用。对于保健品这种特殊食品，更要谨慎食用。特别是那种标注有"抗衰老"功效的保健品，里面一般含激素成分，不宜盲目食用。不能滥用含雌激素类的保健品或长期使用美容化妆品、健美隆乳的丰乳保健品。更年期妇女雌激素替代疗法需在医生指导下适度使用，否则容易诱发疾病。饮食上的控制非常重要，不建议大家吃太多外卖、下太多馆子。一个是卫生状况不明，另一个考虑为了美味一定是浓油赤酱、辛辣爽口的比较多，这些都不利于乳腺的健康。

总之，饮食与乳腺健康息息相关，膳食和营养对乳腺疾病起着特殊的催化作用。在日常生活中，均衡饮食、少吃"红肉"和油炸食品，忌滥用含有雌激素的滋补品，正常哺乳、适龄生育，重视防癌筛查，通过定期体检达到"早发现、早诊断、早治疗"。

26. 乳腺疾病与情绪

科学研究证明,心理因素与人的免疫功能密切相关。情绪是人生命的指挥棒,积极情绪可使人奋进向上、促进健康,能极大地活跃体内的免疫系统,增强机体的康复能力,重新协调各器官,建立新的代谢平衡机制。相反,消极情绪可使人抑郁,并能诱发多种身心疾病。

古人云"忧郁伤肝,思虑伤脾,积想在心,所愿不遂,肝脾气逆,以致经络痞塞,结聚成核"。抑郁情绪、焦虑情绪等消极情绪对乳腺疾病有着很大的影响。大量实验证明,下丘脑、丘脑、边缘系统与情绪的发生和变化有着密切关系,是情绪中枢。同时,痛觉信息与这些部位也有十分密切的相关性,所以消极情绪(情绪变化)会使下丘脑、垂体、卵巢分泌的雌激素绝对或相对过剩,导致乳腺增生,出现乳房胀痛现象。

目前女性在生活、工作及家庭中承受多方面的压力,负性情绪滋生,长期精神压抑,焦虑抑郁等不良情绪可能作用于大脑边缘系统,使体内神经免疫及内分泌系统紊乱,黄体激素水平下降,雌激素水平升高,促进乳腺疾病发生。相关研究指出,抑郁和焦虑可直接导致下丘脑—垂体—肾上腺(HPA)轴分泌失调,被认为是性激素相关肿瘤(如乳腺癌、前列腺癌)的潜在中介。乳腺是性激素的靶器官,受内分泌的影响而呈周期性变化,卵巢雌激素增多,而孕酮相对减少,当雌激素绝对或相对过剩时,便可发生乳房疼痛,使月经周期中乳腺组织增生和复旧过程发生紊乱。久而久之,便可形成乳腺疾病或乳腺增生、肿胀、疼痛等,导致情绪抑郁、焦虑,不良情绪又会导致乳腺及全身疾病的发生或加重,而形成恶性循环。

　　有很多女性会觉得在月经前1周和月经期时，自己的情绪往往很难受控，并且这时候的乳腺也常常会伴有胀痛等不适。这是因为情绪、乳房、月经周期三者有着先天生理相关性，女性应根据自己的月经周期有针对性地做好情绪调节，保持良好的精神状态。情绪波动可使人体内分泌发生变化，中医认为，思虑伤脾，脾失健运，痰湿内蕴；恼怒伤肝，肝气不舒，肝郁气滞；以致肝脾两伤，痰气相结，瘀滞而成块。中医讲肝主疏泄，肝经又过乳房，精神焦虑紧张时，肝气不畅，就容易有各种不适，这在乳腺病中表现尤为突出。乳房疼痛常随着喜怒而消长，因此应尽量避免刺激因素，尽快调节月经期的情绪，避免气恼，保持乐观，这样不但能减少乳房疾病的发生，更有利于提高免疫力。

　　"不良情绪是癌细胞的活化剂"。研究表明，性格内向、情绪不稳定的人患乳腺疾病的概率比较高。我们常说乳腺疾病大多是"情绪病"，也就是说，情绪的好坏和乳腺有很大的关系，所以建议大家平素一定要心平气和，少生气，遇事不钻牛角尖儿，宽以待人。培养和谐的家庭气氛，夫妻双方要和睦相处，每天开开心心，乳房也会多"开心"，少生病。

【参考文献】

［1］陈红风. 中医外科学［M］. 北京：中国中医药出版社，2021.

［2］陆德铭. 实用中医乳房病学［M］. 上海：上海中医药大学出版社，1996.

［3］陆德铭，陆金根. 实用中医外科学（第2版）［M］. 上海：上海科学技术出版社，2004.

［4］林毅，唐汉钧. 现代中医乳房病学［M］. 北京：人民卫生出版社，2003.

［5］梁笑慧. 心理护理干预模式在浆细胞性乳腺炎患者切开引流术中的应用价值分析［J］. 黑龙江中医药，2021，50（05）：305－306.

［6］闫俊英，李俊霞，王志红，等. 抗精神病药物所致泌乳素升高副反应的机理及中药治疗概况［J］. 中医药导报，2010，16（2）：71－73.

［7］周飞，刘璐，余之刚. 非哺乳期乳腺炎诊治专家共识［J］. 中国实用外科杂志，2016，36（07）：755－758.

［8］金琳莹，殷玉莲，潘玲婷，等. 程亦勤辨治粉刺性乳痈经验［J］. 上海中医药杂志，2019，53（06）：31－33.

［9］中华中医药学会. 中医外科常见病诊疗指南［M］. 北京：中国中医药出版社，2019.

［10］孟畑，程亦勤，仇闻群，等. 顾氏外科综合外治法治疗120例粉刺性乳痈的临床研究［J］. 中华中医药杂志，2021，36（06）：3728－3731.

［11］黄佳旭，黄伟斌，方泽伟．手术切除在非哺乳期乳腺炎治疗中的应用价值研究［J］．中国实用医药，2020，15（04）：59—61．

［12］张卫红，李甜，王冰．I期腺体瓣转移乳房成形术治疗肉芽肿性乳腺炎临床体会［J］．辽宁中医杂志，2018，45（04）：753—756．

［13］张智，邵淑芹，黄志伟．35例非哺乳期乳腺炎的外科治疗［J］．中国现代普通外科进展，2017，20（1）：60—62．

［14］白海珍，曹中伟，张波，等．病灶区段切除术联合随意皮瓣转移术治疗非哺乳期乳腺炎的疗效分析［J］．世界最新医学信息文稿（连续型电子期刊），2015，（79）：117，121．

［15］Yau FM，Macadam SA，Kuusk U，et al．The surgical manage-ment of granulomatous mastitis［J］．Ann Plast Surg，2010，64(1): 9–16．

［16］藤野营美．乳房整形外科［M］．陶宏炜，郭恩覃，译．上海：上海科学技术文献出版社，2001．

［17］孔凡立，孙素红，曾峰，等．浆细胞性乳腺炎27例治疗体会［J］．中华普通外科学文献（电子版），2010，4（06）：573—574．

［18］孙厚启，侯吉学，黄桂林．浆细胞性乳腺炎67例临床分析［J］．实用临床医学，2015，16（03）：31—32．

［19］李欢，王世全，金虹豆．"肿块型"浆细胞性乳腺炎患者治疗的临床体会［J］．中国民康医学，2016，28（14）：12—14．

［20］宋晓耘，周细秋，王玉，等．浆细胞性乳腺炎和肉芽肿性乳腺炎发病危险因素临床研究［J］．辽宁中医药大学学报，2021，23（11）：138—142．

［21］郑国强. 正常女性乳头凹陷小样本配对前瞻性调查——浆细胞乳腺炎发病机制的研究［J］. 中医临床研究，2016，8（33）：105—106，113.

［22］刘晓雁，陈前军. 肉芽肿性小叶性乳腺炎中医诊疗专家共识（2021版）［J］. 中国中西医结合外科杂志，2022，28（05）：597—602.

［23］吴晶晶，程亦勤，陈红风，等. 270例粉刺性乳痈发病的可能相关因素调查与分析［J］. 云南中医学院学报，2019，42（4）：52—56.

［24］Shi L, Wu J, Hu Y, et al. Biomedical Indicators of Patients with Non-Puerperal Mastitis：A Retrospective Study. Nutrients. 2022, 14(22): 4816.

［25］Jiang L, Li X, Sun B, et al. Clinicopathological features of granulomatous lobular mastitis and mammary duct ectasia. Oncol Lett, 2020, 19(1): 840-848.

［26］李金玲，王心妹，冯凯，等. 非哺乳期乳腺炎的病因学、治疗与护理［J］. 河北医药，2020，42（01）：154—156.

［27］陆德铭，何清湖. 中医外科学［M］. 北京：中国中医药出版社，2005.

［28］谭新华，何清湖. 中医外科学（第2版）［M］. 北京：人民卫生出版社，2011.

［29］陈红风. 中医外科学临床研究（第2版）［M］. 北京：人民卫生出版社，2017.

［30］吴晶晶，陈红风. 陈红风以"切扩—拖线—熏洗—垫棉"四联外治法为主辨治复杂性粉刺性乳痈经验［J］. 上海中医药杂志，2018，52（06）：21—23.